新编临床护理技术概要

肖莹 李田 甄海洪 王亚群 吕佳 高倩 主编

图书在版编目（CIP）数据

新编临床护理技术概要 / 肖莹等主编. -- 长春：
吉林科学技术出版社，2024.6. -- ISBN 978-7-5744
-1625-3

Ⅰ. R47
中国国家版本馆 CIP 数据核字第 2024WK0780 号

新编临床护理技术概要
Xinbian Linchuang Huli Jishu Gaiyao

主　　编	肖　莹 李　田 甄海洪 王亚群 吕　佳 高　倩
出 版 人	宛　霞
责任编辑	练闽琼
封面设计	郭　伟
制　　版	郭　伟
幅面尺寸	185mm×260mm
开　　本	16
字　　数	150 千字
印　　张	10
印　　数	1-1500 册
版　　次	2024 年 6 月第 1 版
印　　次	2024 年 12 月第 1 次印刷

出　　版	吉林科学技术出版社
发　　行	吉林科学技术出版社
地　　址	长春市南关区福祉大路 5788 号出版大厦 A 座
邮　　编	130118

发行部电话/传真　0431—81629529　　81629530　　81629531
　　　　　　　　　　　　81629532　　81629533　　81629534

储运部电话　0431-86059116

编辑部电话　0431-81629510

印　　刷	三河市嵩川印刷有限公司

书　　号	ISBN 978-7-5744-1625-3
定　　价	60.00 元

新编临床护理技术概要

编委会

主　编

肖　莹　聊城市第三人民医院

李　田　聊城市第三人民医院

甄海洪　山东省滕州市西岗中心卫生院

王亚群　威海火炬高技术产业开发区泰和社区卫生服务中心

吕　佳　南阳医学高等专科学校第一附属医院

高　倩　德州市妇幼保健院

副主编

王海英　滕州市中心人民医院

吕　萍　山东省滕州市鲍沟中心卫生院

颜丙秀　滕州市中心人民医院

朱丽丽　康复大学青岛中心医院（青岛市中心医院）

梁　娟　联勤保障部队第九四〇医院

前　言

　　本书为适应现代医疗护理的快速发展，满足广大护理人员对新知识、新技能的需求，精心编撰而成。本书旨在为护理人员提供最新、最全面的临床护理技术信息，以指导实践，提升护理质量。护理技术是护理工作的基石，它直接关系到患者的康复速度和生命质量。因此在编写过程中，力求做到内容全面、结构清晰、语言简洁，以方便读者快速掌握和运用。本书不仅涵盖了基础护理技术，还详细介绍了各种疾病的护理方法。能够帮助护理人员更好地应对临床挑战，能够推动临床护理技术的进步，提升护理人员的专业素养，进而为患者提供更加优质、安全的护理服务。

目　录

第一章　临床护理技术

第一节　采血法

一、一次性定量自动静脉采血器采血法

一次性定量自动静脉采血器，用于护理和医疗检测工作，与注射器采血相比较，可预防交叉感染，特别是有各种已配好试剂的采血管，这不仅减少了检验和护理人员配剂加药的工作量，而且可避免差错发生。

（一）特点

1.专用性

专供采集静脉血样标本用。血液可直接通过胶管吸入负压储血管内。血液完全与外界隔离，避免了溶血和交叉感染，提高了检测的准确度。

2.多功能

已配备各种抗凝剂、促凝剂，分别适用于各种检验工作。改变了长期以来存在的由于检验、护理人员相关知识不协调，导致试剂成分与剂量不规范，影响检测效果的现状。

3.高效率

一次性定量自动静脉采血器无须人力拉引，无须另备试管、试剂和注射器，可一针多管采取血样标本，还可一针多用，采完血不必拔除针头又可输液，采血时间缩短。从而大大减轻了护理、检验人员的劳动强度和患者的痛苦，也不会因反复抽注造成溶血。

（二）系列采血管

1.普通采血管

适应检测项目：①血清电解质钾、钠、氯、钙、磷、镁、铁、铜离子测定。②肝功能、肾功能、总蛋白、A/G 比值、蛋白电泳、尿素氮、肌酐、尿酸、血脂、葡萄糖、心肌酶、风湿全套等生化测定。③各种血清学、免疫学等项目测定。

采集方法：在接通双针头后至采血完毕，将储血管平置、送检。

（1）适用检测项目：魏氏法血细胞沉降率测定专用。

（2）在接通双针头后至采血完毕，将储血管轻轻摇动 4～5 次，使抗凝剂充分与血液混匀，达到抗凝的目的后送检。

2.肝素抗凝采血管

（1）适用检测项目：血流变学测定（采血量≥5 mL），血细胞比容，微量元素检测。

（2）采集方法：接通双针头后至采血完毕，将采血管轻轻抖动 4～5 次，使抗凝剂充分与血液混匀，达到抗凝的目的后送检。

注意：本采血管不适用作酶类测定。

3.EDTA（乙二胺四乙酸）抗凝采血管

（1）适用检测项目：温氏法红细胞沉降率及血细胞比容检查，全血或血浆生化分析，纤维蛋白原测定，各种血细胞计数、分类及形态观察，贫血及溶血，红细胞病理、血红蛋白检查分析。

（2）采集方法同肝素抗凝采血管。

4.草酸钠抗凝采血管

（1）适应检测项目：主要用于凝血现象的检查测定。

（2）采集方法：同肝素抗凝采血管。

（三）使用方法

（1）检查真空试管是否密封，观察试管密封胶塞的顶部是否凹平，如果凸出则说明密封不合格，需更换试管。

（2）按常规扎上止血带，局部皮肤消毒。

（3）取出小包装内的双针头，持有柄针头，取下针头保护套，刺入静脉。

（4）见到小胶管内有回血时，立即将另一端针头（无须取下针头套）刺入储血管上橡胶塞中心进针处，即自动采血。

（5）待达到采血量时，先拔出静脉上针头，再拔掉橡皮塞上的针头，即采血完毕（如果需多管采血时，无须拔掉静脉上针头，只需将橡胶塞上针头拔除并刺入另一储血管即可）。

（6）如需抗凝血，需将每支储血管轻轻摇动 4～5 次，使血液与抗凝剂完全混匀后，平置送检。如无须抗凝的血，则不必摇动，平置送检即可。

（四）注意事项

（1）包装破损严禁使用。

（2）一次性用品使用后销毁。

（3）环氧乙烷灭菌，有效期两年。

二、小静脉逆行穿刺采血法

常规静脉取血，进针的方向与血流方向一致，在静脉管腔较大的情况下，取血针的刺入对血流影响不明显。如果穿刺的是小静脉，血流就会被取血穿刺针阻滞，针头部位就没有血流或血流不畅，不容易取出血来。小静脉逆行穿刺采血法的关键是逆行穿刺，也就是针头指向远心端，针头迎着血流穿刺，针体阻止血液回流，恰好使针头部位血流充盈，更有利于取血。

（一）操作方法

（1）选择手腕、手背、足腕、足背或身体其他部位充盈好的小静脉。

（2）常规消毒，可以不扎止血带。

（3）根据取血量选用适宜的一次性注射器和针头。

（4）针头指向远心端，逆行穿刺，针头刺入小静脉管腔 3～5 mm，固定针管，轻拉针栓即有血液进入针管。

（5）采足需要血量后，拔除针头，用消毒棉球按压穿刺部位。

（二）注意事项

（1）尽可能选择充盈好的小静脉。

（2）可通过按压小静脉两端仔细鉴别血液流向。

（3）注射器不能漏气。

（4）固定针管要牢，拉动针栓要轻，动作不可过大。

（5）本方法特别适用于肥胖者及婴幼儿静脉取血。

三、细小静脉直接滴入采血法

在临床护理中，对一些慢性病患者特别是消耗性疾病的患者进行常规静脉抽血采集血标本时，常因针管漏气、小静脉管腔等原因导致标本溶血，抽血不成功，给护理工作带来很大麻烦。而细小静脉直接滴入采血法，不仅能减轻患者的痛苦，而且还能为临床提供准确的检验数据。

（一）操作方法

（1）选择手指背静脉、足趾背浅静脉、掌侧指间小静脉。

（2）常规消毒。在所选用的细小静脉旁或上方缓慢进针，见回血后立即用胶布将针栓固定，暂不松开止血带。

（3）去掉与针栓相接的注射器，将试管接于针栓下方约 1 cm 处，利用止血带的阻力和静脉本身的压力使血液自行缓缓沿试管壁滴入至所需量为止。

（4）为防凝血，可边接边轻轻旋转试管，使抗凝剂和血液充分混匀。

（5）操作完毕，松止血带，迅速拔除针头，用棉签压住穿刺点。

（二）注意事项

（1）选血管时，不要过分拍挤静脉或扎止血带过久，以免造成局部淤血和缺氧，致使血液成分遭破坏而致溶血。

（2）进针深浅度适宜，见回血后不要再进针。

（3）固定头皮针时，动作要轻柔，嘱患者不要活动，以达到滴血通畅。

（4）此方法适用于急、慢性白血病，肾病综合征和消化道癌症等患者。

四、新生儿后囟采血法

在临床护理中，给新生儿特别是早产儿抽血采集血标本时，常因血管细小，管腔内血液含量相对较少而造成操作失败，以致延误诊断和抢救时机，后囟采血法是将新生儿或 2～3 个月未闭合的后囟作为采集血标本的部位，这种方法操作简便，成功率高，安全可靠。

（一）操作方法

（1）穿刺部位在后囟中央点，此处为窦汇，是头颈部较大的静脉腔隙。

（2）患儿右侧卧位，面向操作者，右耳下方稍垫高，助手固定患儿头部及肩部。

（3）将后囟毛发剃净，面积为 5～8 cm^2，用 2.5%碘酒消毒皮肤，75%酒精脱碘。用同样的方法消毒操作者左手示指，并在后囟中央点固定皮肤。

（4）右手持注射器，中指固定针栓，针头斜面向上，手及腕部紧靠患儿头（作为固定支点），针头向患儿口鼻方向由后囟中央点垂直刺入，进针约 0.5 cm，略有落空感后松开左手，试抽注射器活塞见回血，抽取所需血量后拔针，用消毒干棉签按压 3～5 分钟，不出血即可。

（二）注意事项

（1）严格无菌操作，消毒皮肤范围应广泛，避免细菌进入血液循环及颅内引起感染。

（2）对严重呼吸衰竭，有出血倾向，特别是颅内出血的患儿禁用此方法。

（3）进针时，右手及胸部应紧靠患儿头部以固定针头，避免用力过度进针太深而刺伤脑组织。

（4）进针后抽不到回血时，可将针头稍进或稍退，也可将针头退至皮下稍移位后再刺入，切忌针头反复穿刺，以防感染或损伤脑组织。

（5）操作过程中，严密观察患儿的面色、呼吸，如有变化应立即停止操作。

五、脐带血采集方法

人类脐带血含有丰富的造血细胞，具有不同于骨髓及外周血的许多特点，这种通常被废弃的血源，可提供相当数量的造血细胞，用于造血细胞移植。脐带血还可提供免疫球蛋白，提高机体免疫力，因而近年来，人脐带血已开始应用于临床并显示出广泛的应用前景。

（一）操作方法

（1）在胎儿着冠前，按无菌操作规程的要求准备好血袋和回输器，同时做好采血的消毒准备。

（2）选择最佳采集时间，在避免胎儿窘迫的前提下，缩短第二产程时间，胎盘剥离之前是理想的采集时机。

（3）胎儿娩出后立即用碘酒、酒精消毒脐带根部以上脐带约 10 cm，然后用两把止血钳夹住脐带，其中一把止血钳用钳带圈套好，距脐带根部 1 cm 处夹住脐带，另一把钳与此相距 2 cm，并立即用脐带剪断脐。

（4）迅速选择母体端脐带血管暴起处作为穿刺部位，采血，收集脐带血适量后，再用常规消毒方法严格消毒回输器与血袋连接处，立即封口形成无菌血袋。

（5）采集后留好血交叉标本，立即送检、储存，冷藏温度为-4℃，保存期 10 天。

（二）注意事项

（1）采集的对象应是各项检验和检查指标均在正常范围的产妇。

（2）凡甲肝、乙肝、丙肝患者，不得采集。羊水Ⅲ度污染及羊水中有胎粪者，脐带被胎粪污染者不采集。早产、胎盘早剥、前置胎盘、孕妇贫血或娩出呼吸窘迫新生儿的产妇不采集。

（3）脐带血的采集，应选择素质好、责任心强、操作技术熟练的护士专人负责，未经培训者不得上岗。

（4）严格把好使用检查关，脐带血收集后，须由检验科鉴定脐带血型。使用时须与受血者做交叉配血试验，血型相同者方可使用。

第二节　注射方法

各种药物进行肌内注射时，都可采用乙型注射法。此法简便易行，可减少患者注射时的疼痛，特别是可显著减轻其注射后的疼痛，尤其适用于需长时间接受肌内注射者。

一、常规操作

（一）操作方法

（1）常规吸药后更换一无菌针头。

（2）选取注射部位，常规消毒皮肤，用左手将注射部位皮肤、皮下组织向一侧牵拉或向下牵拉，用左手拇指和示指拔掉针头帽，其余各指继续牵拉皮肤。

（3）右手将注射器内空气排尽后，刺入注射部位，抽吸无回血后注入药液，注射完毕立即拔针，放松皮肤，使得药液封闭在肌肉组织内。

（二）注意事项

（1）如注射右旋糖酐铁时，注药完毕后需停留 10 秒后拔除针头，放松皮肤及皮下组织。

（2）禁止按摩注射部位，以避免药物进入皮下组织产生刺激而引起疼痛。

二、水肿患者的静脉穿刺方法

临床工作中，水肿患者由于明显的水肿，肢体肿胀，看不到也触及不到静脉血管，患者需要静脉注射或静脉滴注治疗时，就会遇到困难，现介绍一种简便方法具体如下。

用两条止血带，上下相距约 15 cm，捆扎患者的肢体，肢体远端一条最好选用较宽的止血带，捆在患者的腕部、肘部或踝部。捆扎 1 分钟后，松开下面一条止血带，便在此部位看到靛蓝色的静脉，行静脉穿刺。

该方法亦适用于因肥胖而难以进行静脉穿刺的患者。

三、小静脉穿刺新法

患者因长期输液或输入各种抗癌药物，血管壁弹性越来越差，血管充盈不良，给静脉穿刺带来很大困难。此时如能有效利用小静脉，既可减轻患者痛苦，又能使较大血管壁弹性逐渐恢复。

方法：用棉签蘸 1% 硝酸甘油均匀涂在患者手背上，然后用湿热小毛巾置于拟输液部位 3 分钟左右，表浅小静脉迅速充盈，此时可进行静脉穿刺。因湿热毛巾外敷促使血管扩张，并可增加硝酸甘油的渗透作用，而硝酸甘油具有扩张局部静脉作用。

此方法适用于慢性衰竭及末梢循环不良者，静脉不清晰的小儿患者，长期静脉输液或输入刺激性药物后血管硬化者，休克患者，术前需紧急输入液体但静脉穿刺困难而局部热敷按摩无效者。

四、氦氖激光静脉穿刺新方法

氦氖激光治疗仪是采用特定波长的激光束，通过光导纤维置入人体血管内对血液进行净化照射的仪器。氦氖激光在治疗时是通过静脉穿刺来完成的。如采用激光套管针进行静脉穿刺，易造成穿刺失败，如改用 9 号头皮针进行静脉穿刺，取代套管针，不仅节省原材料，还能减轻患者痛苦。

（一）操作方法

（1）首先接通电源，打开机器开关，根据需要调节功率，一般在 1.5～2.2 mV，每次照射 60～90 分钟。

（2）将激光针用 2% 戊二醛溶液浸泡 30 分钟后取出，用 0.1% 肝素盐水冲洗，以免戊二醛溶液损伤组织细胞。

（3）将 9 号头皮针末端硅胶管部分拔掉，留下带有约 1 cm 长塑料部分的针头。将激光针插入头皮针腔内，安置于纤维管前端的针柄上拧紧螺帽。

（4）选择较粗直的肘正中静脉、头静脉或手背静脉、大隐静脉，将脉枕放在穿刺部位下于穿刺点上方约 6 cm 处，扎紧止血带。

（5）常规消毒，针尖斜面向上使穿刺针与皮肤呈 15°，刺入皮下再沿静脉走向潜行刺入静脉将激光针稍向外拉，见头皮针末端的塑料腔内有回血后，再轻轻送回原处。

（6）松止血带，胶布固定，将复位键打开使定时键为 0 并计时。

（二）注意事项

（1）每次治疗应随时观察病情变化，如患者出现兴奋、烦躁不安、心悸等可适当调节输出功率，缩短照射时间。

（2）为防止突然断电不能准确计时，应采用定时键与其他计时器同时计时。

（3）治疗结束后关闭电源，将头皮针和激光针一起拔除。将激光针用清水清洗干净后浸泡于 2%戊二醛溶液中待用。

五、冷光乳腺检查仪用于小儿静脉穿刺

小儿静脉穿刺一直沿用凭肉眼及手感来寻找静脉的方法。由于小儿皮下脂肪厚，皮下静脉细小，尤其伴有肥胖、水肿、脱水时常给静脉穿刺带来困难。冷光乳腺检查仪不仅能把乳腺肿物的大小、透光度显示出来，还能清晰地显示出皮下静脉的分布走行。应用乳腺检查仪，可大大加快寻找静脉的速度，尤其能将肉眼看不到、手摸不着的静脉清晰地显示出来，提高了穿刺成功率。特别是为危重患儿赢得了抢救时间，提高了护士的工作效率，可减轻患儿不必要的痛苦，取得家长的信任和支持，密切护患关系。

（一）操作方法

（1）四肢静脉的选择。按常规选择好穿刺部位，以手背静脉为例，操作者左手固定患儿手部，右手将冷光乳腺检查仪探头垂直置于患儿掌心，让光束透射手掌，推动探头手柄上的滑动开关，调节光的强度，便可把手背部静脉清晰地显示出来，选择较大的静脉行常规消毒穿刺。

（2）头皮静脉的选择。按常用穿刺部位，以颞静脉为例，首先在颞部备皮，操作者以左手固定患儿头部，右手将探头垂直抵住颞部皮肤，移动探头并调节光的强度，可在探头周围形成的透射区内寻找较粗大的静脉，常规消毒穿刺。

（二）注意事项

（1）调节光的强度应由弱到强，直到显示清晰。

（2）四肢静脉以手背静脉、足背静脉效果最佳。

六、普通头皮针直接锁骨下静脉穿刺法

在临床危重患者的抢救中，静脉给药是抢救成功的最可靠的保证，特别是危重婴幼儿患者，静脉通道能否尽快建立成为抢救成功与否的关键。对于浅表静脉穿刺特别困难者，以往大多采用传统的静脉切开法或较为先进的锁骨下静脉穿刺法，但这两种方法难度较高，且又多用于成年患者，用普通头皮针直接在锁骨下静脉穿刺，便可以解决这一难题。

（一）操作方法

（1）定位。①体位：患者取仰卧位，枕垫于肩下，使颈部充分暴露。②定点：取锁骨的肩峰端与胸锁关节连线的内 1/3 处作为进针点。③定向：取胸骨上端与喉结连线的 1/2 处与进针点连线，此线为进针方向。

（2）进针：将穿刺部位做常规消毒，在定点上沿锁骨下缘进针，针尖朝进针方向，进针深度视患儿年龄的大小、体质的胖瘦而定，一般为 2.0～2.5 cm，见回血后再继续进针 2～3 mm 即可。

（3）固定：针进入血管后保持 45°左右的斜度立于皮肤上，所以固定前应先在针柄下方支垫少许棉球，再将胶布交叉贴于针柄及皮肤上以防针头左右摆动，将部分输液管固定在皮肤上，以防牵拉输液管时引起针头移位或脱落。

（二）注意事项

（1）输液期间尽量减少活动，若行检查、治疗及护理时应注意保护穿刺部位。

（2）经常检查穿刺部位是否漏液，特别是穿刺初期，按压穿刺部位周围有无皮下气肿及血肿。

（3）在排除原发性疾病引起的呼吸改变后，应注意观察患儿的呼吸频率、节律是否有改变，口唇是否有发绀现象。因锁骨下静脉的后壁与胸膜之间的距离仅为 5～7 mm，

以防针尖透过血管，穿破胸膜，造成血胸、气胸。

（4）拔针时，用无菌棉球用力按压局部3～5分钟，以免因局部渗血而形成皮下血肿，影响患儿的呼吸及再次注射。若需保留针头，其方法与常规浅表静脉穿刺保留法相同。

七、高压氧舱内静脉输液法

高压氧舱内静脉输液，必须保持输液瓶内外压力一致，如果产生压差，则会出现气体、液体均流向低压区，而发生气泡、液体外溢等严重后果。若将密闭式输液原通气方向改变，能较好地解决高压氧舱内静脉输液的排气，保持气体通畅，使输液瓶内与舱内压力一致，从而避免压差现象。

（一）操作方法

（1）患者静脉输液时，全部使用塑料瓶装，容量为500 mL的静脉用液体。

（2）取一次输液器，按常规操作为患者静脉输液，操作完毕，将输液瓶倒挂于输液架。

（3）用碘酒消毒该输液瓶底部或侧面（距液面5 cm以上）。

（4）将密闭式输液瓶的通气针头从下面的瓶口处拔除，迅速插入输液瓶底部或侧面已消毒好的部位，使通气针头从瓶口移至瓶底，改变原来的通气方向。

（5）调节墨菲滴管内液面至1/2高度，全部操作完成，此时患者方可进入高压氧舱接受治疗。

（二）注意事项

（1）舱内禁止使用玻璃状密闭式静脉输液。

（2）使用三通式静脉输液器时，须关闭通气孔，按上述操作方法，在瓶底或瓶侧插入一个18号粗针头即可。

（3）使用软塑料袋装静脉输液时，需夹闭原通气孔，按上述操作方法，在塑料袋顶端刺入一个18号粗针头，即可接受高压氧治疗。

八、静脉穿刺后新型拔针法

在临床中静脉穿刺拔针时，通常采用"用干棉签按压穿刺点，迅速拔除针头"的方法，运用此法操作，患者血管损伤和疼痛明显。如果将操作顺序调换为"迅速拔除针头，立即用干棉签按压穿刺点"，可使患者的血管损伤和疼痛大为减轻。

经病理学研究和临床试验观察，若拔针是先用干棉签按压穿刺点，后迅速拔除针头，锋利的针刃是在压力作用下退出血管的，这样针刃势必会对血管造成机械性的切割损伤，致血管壁受损甚至破裂。在这种伤害性刺激作用下，可释放某些致痛物质并作用于血管壁上的神经末梢而产生痛觉冲动。由于血管受损，红细胞及其他血浆成分漏出管周，故出现管周淤血。由于血管内皮损伤，胶原暴露，继发血栓形成和血栓机化而阻塞管腔。由于血管壁损伤液体及细胞漏出，引起管周大量结缔组织增生，致使管壁增厚变硬，管腔缩小或闭塞，引起较重的病理变化。

若拔针是先拔除针头，再立即用干棉签按压穿刺点。针头在没有压力的情况下退出管腔，因而减轻甚至去除了针刃对血管造成的机械性切割损伤。

九、动脉穿刺点压迫止血新方法

目前，介入性检查及治疗已广泛地应用于临床，术后并发皮下血肿者时有发生，尤以动脉穿刺后多见。其原因主要是压迫止血方法不当，又无直观的效果判断指标。如果采用压迫止血新方法，可有效地预防该并发症的发生。

其方法是，当动脉导管及其鞘拔除后，立即以左手食指、中两指并拢重压皮肤穿刺口靠近心端 2 cm 左右处即动脉穿刺口处，保持皮肤穿刺口的开放，使皮下积血能及时排出，用无菌纱布及时擦拭皮肤穿刺口的出血（以防凝血块形成而过早被堵住）。同时调整指压力量直至皮肤穿刺口无持续性出血则证明指压有效，继续压迫 15～20 分钟，先抬起两指少许，观察皮肤穿刺口无出血后可终止压迫，再以弹性绷带加压包扎。

十、动、静脉留置针输液法

动、静脉留置针输液是近几年兴起的一种新的输液方法。它选择血管广泛，不易引起刺破血管形成血肿，能多次使用同一血管，维持输液时间长，短时间内可输入大量液体，是烧伤休克期、烧伤手术期及术后维持输液的理想方法。

（一）操作方法

（1）血管及留置针的选择：应选择较粗且较直的血管。血管的直径在 1 cm 左右，前端有一定弯曲者也可。一般选择股静脉、颈外静脉、头静脉、肘正中静脉、前臂浅表静脉、大隐静脉，也可选择颞浅静脉、手背静脉等。留置针选择按血管粗细、长度而定。股静脉选择 16 G 留置针，颈外静脉、头静脉、肘正中静脉、前臂浅表静脉、大隐静脉可选用 14～20 G 留置针，其他部位宜选用 18～24 G 留置针。

（2）穿刺方法：进针部位用 1%普鲁卡因或利多卡因 0.2 mL 行局部浸润麻醉约 30 秒后进针，进针方法同一般静脉穿刺，回血后将留置针外管沿血管方向推进，外留 0.5～2.0 cm。左手按压留置针管尖部上方血管，以免出血或空气进入，退出针芯，接通输液。股静脉穿刺在腹股沟韧带股动脉内侧采用 45°斜刺进针，见回血后用上述穿刺方法输液，但股静脉穿刺因其选择针体较长，操作时应戴无菌手套。

（3）固定方法：①用 3 M 系列透明胶纸 5 cm×10 cm 规格贴于穿刺部位，以固定针体及保护针眼，此法固定牢固、简便，且黏胶纸有一定的伸缩性，用于正常皮肤关节部位的输液，效果较好。②缝合固定。将留置针缝合于局部皮肤上，针眼处用棉球加以保护，此方法多用于通过创面穿刺的针体固定或躁动不安的患者。③采用普通医用胶布同一般静脉输液，多用于前臂、手背等处小静脉。

（二）注意事项

（1）行股静脉穿刺输液时应注意以下几点：①因股静脉所处部位较隐蔽，输液过程中要注意观察局部有无肿胀，防止留置针管脱出致液体输入皮下。②因血管粗大，输液速度很快，应防止输液过快或液体走空发生肺水肿或空气栓塞。③若回血凝固，管道内所形成的血凝块较大，应用 5～10 mL 无菌注射器接于留置针局部将血凝块抽出，回血通畅后接通输液，若抽吸不出，应拔除留置针，避免加压冲洗管道，防止血凝块脱落导致血栓栓塞。④连续输液期间每天应更换输液器 1 次，每天用碘酒、酒精消毒针眼周围皮肤后，在针眼处再盖以酒精棉球和无菌纱布予以保护。

（2）通过创面穿刺者，针眼局部每天用 0.2%氯己定液清洗 2 次，用油纱布及无菌纱布覆盖保护，若局部为焦痂每天可用 2%碘酒涂擦 3～4 次，针眼处用碘酒棉球及无菌纱布保护。

（3）对前端血管发红或局部液体外渗肿胀者应立即予以拔除。

（4）留置针管同硅胶导管，其尖端易形成血栓，为侵入的细菌提供繁殖条件，故一般保留 3～7 天。若行痂下静脉穿刺输液，保留时间不超过 3 天。

十一、骨髓内输注技术

骨髓内输注是目前欧美一些国家小儿急救的一项常规技术。小儿急救时，常因中央静脉插管困难及静脉切开浪费时间，休克导致外周血管塌陷等原因而无法建立静脉通道，采用骨髓内输注法进行急救，安全、省时、高效。因长骨有丰富的血管网，髓内静脉系统较为完善，髓腔由海绵状的静脉窦隙网组成，髓窦的血液经中央静脉管回流入全身循环。若将髓腔视为坚硬的静脉通道，即使在严重休克时或心脏停搏时亦不塌陷。当然，骨髓内输注技术并不能完全取代血管内输注，只不过为血管内输注技术一项有效的补充替代方法，仅局限于急救治疗中静脉通路建立失败而且适时建立通路可以明显改善预后的患者。

（一）适应证和禁忌证

心脏停搏、休克、广泛性烧伤、严重创伤以及危及生命的癫痫持续状态的患者，可选择骨髓内输注技术。患有骨硬化症、骨发育不良证、同侧肢体骨折的患者，不宜采用此技术，若穿刺部位出现蜂窝织炎、烧伤感染或皮肤严重撕脱则应另选它处。

（二）操作方法

（1）骨髓穿刺针的选择：骨髓内输注穿刺针采用骨髓穿刺针、15～18 号伊利诺伊骨髓穿刺针或 Sur Fast（美国产）骨髓穿刺针。18～20 号骨髓穿刺针适用于 18 个月以下婴幼儿、稍大一些小儿可采用 13～16 号针。

（2）穿刺部位的选择：最常用的穿刺部位是股骨远端和胫骨远、近端，多数首选胫骨近端，因其有较宽的平面，软组织少，骨性标志明显，但 6 岁以上小儿或成人常因该部位厚硬，穿刺难而选择胫骨远端（内踝）。胫骨近端为胫骨粗隆至胫骨内侧中点下方 1～3 cm 处，胫骨远端为胫骨内侧内踝与胫骨干交界处，股骨远端为外踝上方 2～3 cm 处。

（3）穿刺部位常规消毒，固定皮肤，将穿刺针旋转钻入骨内，穿过皮质后，有落空感，即进入了髓腔。确定针入髓腔的方法：借注射器抽吸有骨髓或缓慢注入 2～3 mL 无菌盐水，若有明显阻力则表示针未穿过皮质或进入对侧皮质。

（4）针入髓腔后，先以肝素盐水冲洗针，以免堵塞，然后接输液装置。

（5）输注速度：液体从髓腔给药的速度应少于静脉给药。内踝部常压下 13 号针头输注速度为 10 mL/min，加压 40 kPa 为 41 mL/min。胫骨近端输注速度为 1130 mL/h，加压情况下可达常压下 2～3 倍。

（6）待建立血管通路后，及时中断骨髓内输注，拔针后穿刺部位以无菌纱布及绷带加压压迫 5 分钟。

（三）注意事项

（1）操作过程应严格无菌，且骨髓输注留置时间不宜超过 24 小时，尽快建立血管通路后应及时中断骨髓内输注，以防骨髓炎发生。

（2）为预防穿刺部位渗漏，应选择好穿刺部位，避开骨折骨，减少穿刺次数。确定好针头位于髓腔内，必要时可摄片。为防止针移位，应固定肢体，减少搬动。定时观察远端血供及软组织情况。

（3）婴幼儿穿刺时，若采用大号穿刺针，穿刺点偏向胫骨干，易引起医源性胫骨骨折。因此，应选择合适穿刺针，胫骨近端以选在胫骨粗隆水平或略远一点为宜。

第三节　输血技术

一、成功输血的步骤

（1）获取患者输血史。

（2）选择大口径针头的输血器，同时选择大静脉，保证输血速度，防止溶血。输血、输液可在不同部位同时进行。

（3）选择合适的过滤网，170 μm 网眼口径的过滤网即可去除血液中肉眼可见的碎屑和小凝块。20～40 μm 网眼口径的过滤网可过滤出更小的杂质和血凝块，此过滤网仅用于心肺分流术患者，而不用于常规输血。

（4）输血时最好使用 T 形管，特别是在输入大量血液时，更应采用 T 形管。可以既容易又安全地输入血液制品，减少微生物进入管道的机会。

（5）做好输血准备后再到血库取血。

（6）做好核对工作，认真核对献血者和受血者的姓名、血型和交叉配血试验结果。

（7）观察生命体征，在输血后的 15min 内应多注意观察患者有无异常症状，有无输血反应。

（8）输血前后应输少量 0.9% NaCl。

（9）缓慢输血，第一个 5min 速度不应超过 2 mL/min，如果此期间出现输血反应，应立即停止输血。

（10）保持输血速度，如果输血速度减慢，可提高压力，最简单的方法是将血袋轻轻用手翻转数次或将压力袖带系在血袋上（勿使用血压计袖带）。若采用中心静脉导管输血，需将血液加温，防止输入大量冷血引起心律失常。

（11）密切监测整个输血过程。

（12）完成必要的护理记录。

二、成分输血

成分输血是通过血细胞分离和将血液中各有效成分进行分离，加工成高浓度、高纯度的各种血液制品，然后根据患者病情需要有针对性输注，以达到治疗目的。它具有疗效高、输血反应少、一血多用和节约血源等优点。

（1）浓集细胞：新鲜全血经离心或沉淀后移去血浆所得。红细胞浓度高，血浆蛋白少，可减少血浆内抗体引起的发热、变态反应。适用于携氧功能缺陷和血容量正常或接近正常的慢性贫血。

（2）洗涤红细胞：浓集红细胞经 0.9% NaCl 洗涤数次，加 0.9% NaCl 或羟乙基淀粉制成。去除血浆中及红细胞表面吸附的抗体和补体、白细胞及红细胞代谢产物等。适用于免疫性溶血性贫血、阵发性血红蛋白尿等以及发生过原因不明的变态反应或发热者。

（3）红细胞悬液：提取血浆后的红细胞加入等量红细胞保养液制成的悬液，可以保持红细胞的生理功能，适用于中、小手术，战地急救等。

（4）冰冻红细胞：对 IgA 缺陷而血浆中存有抗 IgA 抗体患者，输注冰冻红细胞反应率较低。

（5）白细胞悬液：新鲜全血经离心后取其白膜层的白细胞，或用尼龙滤过吸附器而取得，适用于各种原因引起的粒细胞缺乏（$<0.5×10^9$/L）伴严重感染者（抗生素治疗在 48 小时内无反应的患者）。

（6）血小板悬液：从已采集的全血中离心所得，或用连续和间断血液细胞分离机从供血者获取。适用于血小板计数减少或功能障碍所致的严重自发性出血者。

（7）新鲜或冰冻血浆：含有正常血浆中所有凝血因子，适用于血浆蛋白及凝血因子减少的患者。

三、自体输血法

自体输血法是指采集患者体内血或回收自体失血，再回输给同一患者的方法。开展自体输血将有利于开拓血源，减少储存血量，并且有效地预防输血感染和并发症（如肝炎、艾滋病）的发生。自体输血分为预存和术中自体输血两种方法。

（一）预存自体输血

预存自体输血即在输血前数周分期采血，逐次增加采血量，将前次采血输回患者体内，将最后采集的血储备后于术中或术后使用。预存自体血的采集与一般供血采集法相同。

（二）术中自体输血

对手术过程中出血量较多者，如行宫外孕、脾切除等手术的患者，应事先做好准备，进行自体血采集和输入。

（1）操作方法：①准备好经高压灭菌后的电动吸引器装置 1 套（按医嘱在负压吸引瓶内加入抗凝剂和抗生素），乳胶管（硅胶管）2 根，玻璃或金属吸引头 1 根，闭式引流装置 1 套以及剪有侧孔的 14 号导尿管，无菌注射器，针头和试管。②连接全套吸引装置，在负压瓶内加入抗凝剂，一般每 100 mL 血液需加入 10～20 mL 抗凝剂。③术中切开患者腹腔后立即用吸引头吸引，将血液引流至负压瓶内，边吸边摇瓶，使血液与抗凝剂充分混匀。如在收集胸血时，将插入胸腔的导管连接无菌闭式引流装置，在水封瓶内加入抗凝剂。④收集的自体血经 4～6 层无菌纱布过滤以及肉眼观察无凝血块后，即可回输给患者。

（2）注意事项：①用电动吸引器收集自体血时，负压吸引力不宜超过 13.3 kPa，以免红细胞破裂。②收集脾血时，脾蒂血管内的血液可自然流入引流瓶内，切忌挤压脾脏而引起溶血。③回输自体血中的凝血因子和血小板已被耗损，可引起患者凝血功能的改变，故输血以后需要密切观察有无鼻出血、伤口渗血和血性引流液等出血症状，并做好应急准备。④如果收集的自体血量多，可用 500 mL 0.9%NaCl 输液空瓶收集并保存。

四、血压计袖带加压输血法

危重或急诊患者手术时，常常需要大量快速输血，由于库存血温度低，血管受到刺激容易发生痉挛，影响输血速度。另外，一次性输血器管径小，弹性差，应用手摇式和电动式加压输血器效果也不理想。如采用血压计袖带加压输血，既方便经济，效果又好。

方法：输血时，应用一次性输血器，固定好穿刺部位，针头处衔接严密，防止加压输血时脱落。输血前将血压计袖带稍用力横向全部缠绕于血袋上，末端用胶布固定，再用一张胶布将血压计袖带与血袋纵向缠绕一圈粘贴妥当。袖带连接血压计的胶管用止血钳夹紧，然后将血袋连接一次性输血器，悬挂在输液架上，经输气球注气入袖带，即可产生压力，挤压血袋，加快输血速度。注入袖带内的气体量和压力根据输血滴速要求而定，袖带内注入 300 mL 气体，压力可达 12 kPa，此时血液直线注入血管，一般输入 350 mL 血液，中途须充气 2～3 次，8 分钟内即可输完，若需改变滴速可随时调节注入袖带内的气体量。

此方法为一般输血速度的 3～3.5 倍，红细胞不易被破坏，从而减少输血反应机会，还可随意调节滴速。

第四节　排尿异常护理技术

一、成人尿失禁的护理

排尿失去了控制，尿液不由自主地流出或排出，称尿失禁。当膀胱的神经传导受阻或神经功能受损时，均可使膀胱括约肌失去作用，而出现尿失禁。

（一）尿失禁的种类

（1）紧迫性尿失禁，是一种与突然和强烈排尿欲有关的不随意尿失禁。

（2）张力性尿失禁，是一种在咳嗽、打喷嚏、大笑或做其他可增加腹压的生理活动时出现的不随意尿失禁。

（3）充盈性尿失禁，是一种因膀胱过度扩张而引起的不随意尿失禁。

（4）功能性尿失禁，是由下尿道以外的因素所致，如生理和功能性的慢性损伤。

（二）尿失禁的护理

（1）行为疗法：①膀胱训练，嘱患者抑制紧迫排尿的感觉，力争延迟排尿，制订排尿时间表，训练定时排尿，开始间歇为 2～3 小时，夜间可不作硬性规定，以后逐渐延长排尿间歇时间，直至排尿正常。此训练需持续数天，适用于不稳定膀胱所致尿失禁，对张力性尿失禁也有效。②行为训练，根据患者自然排尿规律定时排尿。与膀胱训练不同的是，训练不要求患者延迟排尿和抑制紧迫感。③鼓励排尿，护理人员定时检查、询问并鼓励患者到卫生间排尿。④骨盆训练，使阴道周围肌和肛门括约肌做"吸入"动作，但要避免腹肌、臀肌及大腿内侧肌收缩，收缩和松弛交替进行各 10 秒，每天做 30~90 次，持续 6 周。主要用于张力性尿失禁。⑤阴道圆锥训练，将一定重量的圆锥物顶部塞入阴道，然后收缩会阴肌，将其保留在阴道内 15 分钟以上，每天 2 次。

（2）药物疗法：溴丙胺太林（普鲁本辛）、双环维林治疗，经上述行为疗法无效的，其病因明确的尿失禁者。苯丙醇胺、雌激素可治疗张力性尿失禁。

（3）器械疗法：①导尿，采用留置尿管持续导尿或定时放尿。②阴茎夹，对短期括约肌失调患者可使用阴茎夹，每 3 小时放松排尿 1 次。③阴道环，适用于其他疗法无效的年老体弱者，使用时须经常检查并在专业人员指导下使用。

二、前列腺肥大患者的导尿方法

前列腺肥大患者伴急性尿潴留，在行常规导尿术中由于前列腺近尿道段弯曲、伸长，在导尿时需强制插管，尿道因受到强烈刺激引起反射性平滑肌痉挛，加重尿道狭窄，常致导尿失败而行膀胱造瘘术。为了减轻患者痛苦，以下介绍三种导尿方法。

（一）第一种导尿方法

患者取侧卧位，垫高臀部呈 30°，用前列腺尿管常规方法导尿即可。

（二）第二种导尿方法

个别患者用第一种导尿方法仍不能插入，可行耻骨上膀胱穿刺抽尽尿液后即可顺利插入导尿管。前列腺肥大尿潴留插导尿管困难是由于平卧时高度充盈的膀胱向腹腔下陷，后尿道被扭曲，致正常男性尿道呈反"S"形方向改变，插入的导尿管头部顶住前列腺膜部的前壁，不能前进所致。

（三）第三种导尿方法

物品准备同男患者导尿术用物。另加灭菌液状石蜡 1 瓶，5 mL 注射器一具及 0.1% 丁卡因药液 4~5 mL。其操作方法是按男患者常规导尿术消毒后铺孔巾，左手用消毒纱布将阴茎向上提起与腹壁呈 60°，伸直尿道有利于药液顺利通过。在助手的协助下用注射器抽吸 4~5 mL 0.1%丁卡因药液，取下针头，直接从尿道外口缓慢推入，左手不放，再用原空针直接抽吸 3～4 mL 液状石蜡直接从尿道外口缓慢推入尿道，然后按常规导尿术进行插管导尿。

三、高龄女患者导尿术

女患者导尿因尿道短且直，插管比较容易，但对一些老年尤其是高龄女患者导尿，往往会遇到寻找尿道口困难的问题。以下介绍的是从阴道前壁中寻找尿道口的方法，既准确可靠又无痛苦。

操作方法：常规消毒外阴后戴无菌手套，左手食指、中指并拢，轻轻伸入阴道 1.5～2 cm 时，屈曲指端关节将阴道前壁拉紧外翻，即在外翻的黏膜中找到尿道口。变异的尿道口一般陷入不深，手指无须伸入阴道过深。导尿管置入方向不是直进，需顺翻转阴道前壁所造成的尿道弧度慢慢插入即可。

四、处女膜异常患者的导尿术

由于处女膜肥厚或新婚后处女膜破裂时方向特殊改变，其中的一块处女膜破裂后上翘到尿道口下方或尿道口发生粘连，使尿道口被拉扯变形；或者破裂后处女膜堵在尿道口下方，宛如门槛遮盖尿道口，阻碍排尿，引起尿频、尿急及尿路感染，故又有处女膜伞症之称。因此，这种患者在导尿时往往直接看不到尿道口，需戴无菌手套，消毒后于前庭中将正常位置尿道口处的处女膜往上翻，或将"隆起"的前庭黏膜上、下、左、右轻轻拨开，即可见尿道口而顺利导尿。

五、尿道处女膜融合症患者的导尿术

正常尿道口与阴道口之间距离应在 0.5 cm 以上，如二者之间距离先天较近或无前庭组织隔开，尿道开口于阴道内，称为尿道处女膜融合征。这类患者导尿时也应将前庭组织往上推，阴道前壁往外拉，才能正确辨认尿道口而顺利导尿。

六、膀胱灌注新方法

干扰素膀胱灌注方法是近几年来治疗浅表性膀胱癌采用的一种新方法。膀胱灌注方法的正确实施，是保证和提高干扰素疗效的重要因素之一。

（一）膀胱灌注前的准备

（1）灌注时间最好是在上午，当天早晨少饮水或禁水，使尿量减少以防止膀胱内干扰素灌注液过早地被尿液稀释，保证药物对癌细胞有效的治疗浓度。

（2）在膀胱灌注前应使膀胱排空。

（3）尿道外口常规消毒。

（二）灌注方法

（1）干扰素灌注液的配制：干扰素 200 万 U，用注射用水 40 mL 溶解，现用现配，不可放置过久。

（2）先用注射器经尿道外口向膀胱内注入空气 50 mL，使膀胱膨胀，膀胱黏膜皱襞扩展，以使干扰素灌注液充分与黏膜上皮接触。

（3）采用膀胱冲洗器或注射器，直接经尿道外注入法，将配制干扰素灌注液注入膀胱。因干扰素尿道黏膜无刺激性，避免采用导尿管对尿道黏膜造成机械性损伤。

（4）灌注液注入后，立即用左手食指、中指和拇指夹住尿道外口，再用注射器或膀胱冲洗器经尿道外口注入 5～10 mL 空气，使残留在尿道内的灌注液进入膀胱内，防止尿道内的干扰素灌注液外溢流失。

（三）注意事项

（1）灌注后尽量让患者延长排尿时间以增加干扰素对膀胱黏膜的作用。

（2）嘱患者多变动体位，使干扰素能充分与膀胱黏膜接触。

（3）为了使膀胱内肿瘤部位能充分与干扰素接触，让患者采取下述相应体位：①肿瘤位于膀胱前壁者多采用俯卧位；②肿瘤位于膀胱顶部者采取仰卧位，臀部垫高；③肿瘤位于膀胱后壁者采用平卧位或半卧位；④肿瘤位于膀胱左侧或右侧壁者则采用左侧或右侧卧位；⑤肿瘤位于膀胱颈部尿道内口部位者采用站立体位。

七、气囊导尿管导尿法

应用气囊导尿管经尿道持续留置导尿这一技术已经取代一般导尿管，具有操作简单，患者痛苦少，固定简单，不易脱落的特点。气囊导尿管多系天然胶精制而成，具有结构合理、导管柔顺、性能良好、弹性适中、表面光滑的特点。

（一）结构

气囊导尿管尖端 2.5～4 cm 处，设有气囊 1～2 个，管腔末端由 2～3 个腔组成，以供向气囊内注气、注水、冲洗、引流之用。加之气囊强度高，密封性好，腔囊气体不泄漏、安全、可靠且具有多种功能。

1.种类

（1）双腔单囊导尿管，又称止血双腔导尿管、福莱导尿管。

（2）双腔单囊女性导尿管。

（3）三腔单囊，尖端弯头导尿管，又称前列腺导尿管。

（4）三腔单囊导尿管。

（5）三腔双囊导尿管。

2.型号

气囊导尿管分大小不等型号，以供临床不同年龄、性别以及不同病种选用。

（二）按照男女常规导尿术准备用物

另备气囊导尿管 1 条，无菌注射水或生理盐水 250 mL，10～30 mL 注射器 1 具。

（三）操作方法

（1）按照男女常规导尿术中的操作步骤进行。

（2）插管时将导尿包内的一般导尿管改为气囊导尿管，注气或注水检查气囊有无漏气，而后将气囊导尿管轻轻插入 20 cm，见尿后再插入 2 cm，根据需要注气或注水 3 mL、5 mL、10 mL、15 mL、30 mL。临床实践中，对成人的导尿管气囊注水 5～10 mL；对小儿的导尿管气囊注水 3～5 mL 为宜；如对成人要发挥压迫止血作用，则向导尿管气囊注水 10～15 mL 为宜，最多不超过 30 mL。注气或注水后轻轻向外拉至有阻力感位置，连接储尿袋，观察引流情况，整理用物。

（四）注意事项

（1）严格无菌技术操作。

（2）要根据患者病情、性别、年龄的不同，选择合适的导尿管型号。

（3）操作时（插管前）应检查尿管管腔是否通畅，气囊有无漏气，注入气、液体量充盈情况。

（4）对长期留置导尿管的患者应注意观察尿量、性质、尿液排出是否通畅等。

（5）注意导管有无受压、扭曲、尿液外漏、气囊充盈情况，阻力感有无减少等。

（6）保持尿道口的清洁，每天清洁 1 次，膀胱冲洗 1 周后开始每天 1 次，以防尿道隐性感染，注意倾听患者主诉。

（7）留置导尿管每周更换 1 次，但更换新导尿管前与下次插管时，中间应间隔 4 小时为宜。

（8）注意患者主诉，如出现下腹部灼热感、不适感，排尿时感到发热等应注意膀胱炎的发生。

第五节　静脉输液并发症的处理

一、静脉输液肢体疼痛速效止痛法

患者在输液过程中，常因静脉输入刺激性较大或浓度较高的药物而引起输液肢体及局部胀痛、疲乏等，采用对侧穴位按压法，是减轻患者疼痛的较好护理方法。

（一）方法

患者上肢静脉输液感到局部胀、疼痛、疲乏时，按压患者对侧上肢合谷穴或内关穴，以患者感到酸、麻、痛为止，可缓解患者静脉输液肢体局部的胀、痛、疲乏感。如患者下肢静脉输液出现此症状时，按压对侧足三里穴或三阴交穴，可收到同样效果。

（二）机制

依据针灸"同经相应交叉"取穴法，按压输液肢体对侧穴位，破坏了输液肢体因药物或输液刺激引起大脑皮质原兴奋灶而达到治疗效果。此方法简便易行，见效迅速比减慢静脉输液速度和局部热敷等方法止痛效果好。

二、静脉滴注甘露醇外渗的处理方法

静脉滴注甘露醇时发生血管外渗漏，是护理工作中比较棘手的问题。由于甘露醇为高渗溶液，一旦药物外漏进入皮下组织，不易被组织所吸收并损伤组织，同时提高了组织液的压力，造成渗透压梯度的反差，促使更多的液体渗透到组织中，加重了皮肤组织的损伤，进而出现局部刺痛、皮下组织坏死等不良后果。

（一）烫伤膏外涂法

一旦发现甘露醇溶液外渗皮下组织，应立即停止输液，用烫伤膏外涂肿胀部位，用量多少取决于受损皮肤范围，以不干燥为宜。暴露局部，直至肿胀消退，皮肤恢复正常为止。应禁止局部热敷，因为热敷可使局部组织温度升高，促进组织坏死，同时血管扩张，水肿加重。另外，甘露醇溶液外渗后应尽早用烫伤膏外涂局部。如果皮肤出现水疱、发绀后，再涂用烫伤膏则效果不佳。此方法适用于甘露醇溶液少量外渗、皮下肿胀较轻者。

（二）中药涂抹法

（1）药方配制：将丹参、紫荆皮、乳香、没药、降香、白及、儿茶、大黄这些中药挑选洗净，烘干粉碎，以70%酒精为溶剂。按酊剂浸渍法制备。第1次浸渍20天；第2次浸渍14天，合并浸出液，过滤，回收酒精。滤液加入冰片、甘油、月桂氮酮、PVA-124，搅匀，调节pH，分装外用。

（2）方法：棉签浸取药液均匀涂擦于肿痛淤血皮肤待干燥成膜。3~4次/天，肿痛淤血严重者，可酌加涂药次数。

（三）刺皮减压法

在剧烈肿胀肢体的局部涂3%的碘酒消毒，75%酒精脱碘干燥后，用无菌注射器针头在肿胀中心部位（避开皮下静脉血管部位），均匀刺数针，刺破皮肤，然后用无菌大纱布3~5层加压包扎，使大量的皮下渗出液排出。如纱布被浸湿可再更换，从而使肿胀的肢体很快恢复正常。但注意消肿后刺破的皮肤局部应保持清洁干燥，避免感染发生。此方法仅限于严重肿胀的紧急情况下使用，机体免疫力低下和肢体局部感染者禁用。

三、静脉穿刺穿破血管后的补救方法

静脉输液是临床常用的重要治疗手段之一。在静脉穿刺时，如果血管扎穿后采用指压扎穿部位法止血，进行补救确保穿刺一次完成，以提高静脉穿刺成功率。

静脉穿刺后，自我感觉扎穿或穿刺后无回血，往外撤针头时才有回血，就判断为扎穿血管。此时，将针头缓慢往外撤，当有血时停止，立即用左手拇指或无名指按在扎穿的部位，同时打开止血带，用一条胶布固定针柄。先以指重压 1 秒左右，然后打开输液调节器，手指轻按以液体能缓慢通过为准（见墨菲滴管有滴入），观察有无外渗，1 分钟左右无外渗可将手指抬起，用胶布将针头固定好，调节滴速 60～70 滴/分钟，如果需加快滴速，10～20 分钟后即可加快。

此方法特别适用于婴幼儿、老年人和血管不好找的患者。

四、颈外静脉输液导管阻塞更换法

颈外静脉穿刺输液适用于长期输液、周围静脉不易穿刺者及周围循环衰竭的危重患者。颈外静脉穿刺输液导管阻塞多因护理不周所致，如导管折叠或经导管抽血、输血而未及时用 0.9% NaCl 冲洗以致形成血栓。导管阻塞后，传统的方法是拔除阻塞导管，采用更换导管法，无须穿刺，即免除疼痛，效果很好。

（一）操作方法

（1）患者去枕平卧，肩下可垫枕头，头偏向对侧。

（2）严格执行无菌操作。常规消毒导管周围皮肤，阻塞导管末端接 5 mL 注射器，戴无菌手套，边抽吸边拔管，弃置于弯盘中。

（3）常规消毒穿刺口及周围皮肤，更换无菌手套，铺孔巾，用抽取了 0.9% NaCl 的注射器检查灭菌导管是否通畅。

（4）右手用镊子快速将无菌导管沿穿刺口插入至所需长度回抽注射器，将回血注入 0.9% NaCl 封管或接输液橡胶管输液。妥善固定导管、原穿刺口经用苯扎氯铵酊消毒后，覆盖无菌纱布。

（二）注意事项

（1）此方法适用于已行颈外静脉穿刺置管 10～14 天后发生导管阻塞的患者，且局部无可疑感染者。

（2）长期置管者，每周常规做穿刺口分泌物细菌培养 1 次，每天用苯扎氯铵酊消毒穿刺口及周围皮肤，禁用碘酒或酒精，以防导管脆化折断。

（3）输液过程中严格无菌操作，以防感染及并发症发生。

（4）不宜从导管内抽血、输血。若抢救患者急需输血时，待输血完毕即用 0.9%NaCl 将管腔冲洗干净，封管时加入适量肝素以防血栓形成。

（5）拔管时，导管末端接注射器，边抽吸边拔管，防止残留小血块进入血液，造成血栓。

五、长期静脉内置留置针、导管合并症及对策

（一）常见合并症

1.凝血

静脉内留置各类导管，形成血管异物，因而局部易形成血液凝集块造成静脉闭塞而发生末梢水肿、静脉炎等症状。其预防的主要手段是要选择不易致局部凝血的导管和留置针。随着医疗材料科学技术的发展，目前的聚氨基甲酸乙酯等材料就具有不易造成血栓形成的特点。

2.感染

在血管内留置导管易导致细菌感染，严重时可引起菌血症。造成这一并发症的主要原因是在导管插入或静脉穿刺操作过程中，特别是在连接输液管、三通等无菌操作不严格的情况下污染所致。

3.导管栓塞

导管内腔形成血液凝血块造成输入液体不畅。

4.固定脱落

长期插入导管患者，缝合固定线由于局部皮肤的坏死等原因而松动、脱落，失去

对导管的固定力，易造成留置针和导管的自由拔除。

（二）合并症主要症状及对策

1.导管所致感染、菌血症症状及对策

（1）症状：突然高热39～40℃，寒战、恶寒。

（2）对策：①在操作中严格执行无菌操作原则；②长期置入导管，怀疑导管感染时，拔除导管用无菌剪刀剪下尖端部做细菌培养；③从末梢血管开始输液治疗；④头部、腋窝等部位冷敷，严密观察体温、脉搏、血压等全身状况。

2.静脉血栓、静脉炎症状及对策

（1）症状：穿刺侧上、下肢水肿，沿静脉走行疼痛，局部发红、发热。

（2）对策：①预防手段是要选择合适的高质量的导管或留置针材料；②留置时间不可过长；③中心静脉导管插入时尽可能避免输入高渗液；④遵医嘱拔去导管；⑤拔管后抬高患肢，局部冷、湿敷。

3.导管脱出或局部渗液症状及对策

（1）症状：液体从穿刺部漏出，穿刺部位出血，滴注速度缓慢；深静脉锁骨下静脉穿刺时，液体外漏纵隔内，出现呼吸困难、胸痛、血压低、脉频。

（2）对策：①打开穿刺部位，观察固定是否脱落；②遵医嘱拔管；③终止滴注，胸部X线检查。

4.导管误插入症状及对策

（1）症状：导管插入部开始疼痛，特别是静脉液体滴入时疼痛加剧。

（2）对策：①X线透视检查；②遵医嘱拔除导管，重新穿刺。

第六节 用药护理

一、常用抗生素静脉给药护理

抗生素静脉给药是临床常用的治疗方法。静脉给药时溶媒的选择和溶解方法，溶液保存条件，抗生素和其他药物的配伍都直接影响治疗效果。

（一）常用溶媒的 pH

溶媒（溶液）的 pH 决定着溶液可否作为某种抗生素的溶媒或稀释液。

（1）0.9% NaCl 注射液 pH 为 4.5～7.0。

（2）5%～10%葡萄糖注射液 pH 为 3.2～3.5。

（3）复方氯化钠注射液 pH 为 4.5～7.5。

（4）5%葡萄糖氯化钠注射液 pH 为 3.5～5.5。

（5）注射用水 pH 值为 5.0～7.0。

（二）6 种常用抗生素静脉滴注时溶液的选择

（1）青霉素（钠、钾）：本品水溶液在 pH 为 6.0～6.8 时最稳定，当 pH<5 或 pH>8 时，效价会迅速降低，因此在显弱酸性的葡萄糖注射液中不稳定。本品适宜的溶液为 0.9% NaCl 注射液、复方氯化钠注射液。稀释后的溶液不宜放置过久，青霉素在室温中 24 小时后抗菌效能可损失大半，故要现配现用。

（2）羧苄西林钠：10%水溶液 pH 为 6.0～8.4。本品对热、酸、碱均不稳定。本品适宜的溶液为 0.9% NaCl 注射液。也可以用注射用水或 0.9% NaCl 溶解后再以 5%～10%葡萄糖稀释后静脉给药。

（3）氨苄西林钠：10%水溶液 pH 为 8.0～10.0，本品的稳定性与溶液浓度、酸碱度、温度有关。在酸性和中性溶液中易水解，在葡萄糖注射液中不稳定。适宜的溶液为 0.9% NaCl 注射液。

（4）乳糖酸红霉素：5%水溶液 pH 为 6.5～7.5。即其水溶液在 pH＝7 时较稳定，pH>8 或 pH<4 易水解失效。本品若直接用 0.9% NaCl 或其他无机盐类溶液溶解会产生沉淀。本品适宜的溶液为注射用水，因此静脉给药时，可另用少量注射用水溶解后，再加入 0.9% NaCl 注射液中。

（5）头孢菌素类：头孢唑林的 10%水溶液 pH 为 4.5～6.0，头孢拉定的 10%水溶液 pH 为 3.5～6.0。这两种抗生素首选溶液应为注射用水及 0.9% NaCl。临床上，可直接用这两种溶液溶解头孢唑林和头孢拉定,再稀释于所需溶液中,对禁盐者可减少 0.9% NaCl 的用量至 100 mL,或在 5%～10%葡萄糖内加少量碳酸氢钠提高溶液 pH。

（6）氨基糖苷类：临床常用的是庆大霉素和阿米卡星。庆大霉素 pH 为 4.0～6.0,其作用受 pH 影响较大,在 pH 为 8.5 时抗菌效力比 pH 为 5.0 时约强 100 倍,因此,本品适宜的溶液为 0.9% NaCl 注射液。也可在 5%～10%葡萄糖注射液内加入 5%碳酸氢钠 0.6～2.0 mL,以提高溶液值,增强疗效,但庆大霉素的毒性也随之增加,此时应减少庆大霉素的用量。阿米卡星极易溶于水,本品 pH 为 6.0～7.5。最适宜的溶液为 5%葡萄糖注射液、5%葡萄糖氯化钠注射液、0.9% NaCl 注射液。其注射液在室温下较稳定,药液变成微黄色不影响疗效。但其稀释液应在 24 小时内用完。

（三）常用抗生素静脉给药时与其他药物的配伍

抗生素静脉给药配伍其他药物时,要把好配伍关,否则影响疗效。

使用青霉素与庆大霉素时应分别静脉滴注,否则庆大霉素失效。凡氨基糖苷类抗生素如庆大霉素、阿米卡星、新霉素、链霉素等与羧苄西林、氨苄西林等在体外混合时均产生类似结果,故二者需联用时应分开给药。有酸碱、酒精、重金属、氧化剂或青霉素酶存在时,青霉素迅速失效。如酸性的维生素 C、碱性的氨茶碱、碳酸氢钠、含醇的氢化可的松等均不能与青霉素配伍。青霉素与头孢噻吩、林可霉素、间羟胺、羟嗪、去甲肾上腺素等多种药物混合均可产生浑浊。氨苄西林忌与碱性药物如碳酸氢钠、乳酸钠并用,不宜与磺胺嘧啶钠、红霉素、氯霉素等合用。羧苄西林不宜与四环素合用。头孢唑林与四环素、多黏菌素 B、异戊巴比妥、葡萄糖酸钙等注射液有理化配伍禁忌,故不能合用。氯霉素与四环素、万古霉素、新生霉素、乳糖酸红霉素、氢化可的松、多黏菌素 B 联用可发生浑浊和沉淀。

二、地高辛与其他药物的相互作用及护理

（一）排钾利尿剂（如氢氯噻嗪）

（1）作用结果：当血清 K^+ 浓度下降时,合成增加,排出减少而出现过量反应。

（2）护理：监测血清 K^+ 和地高辛水平,如出现低钾血症,及时补钾。

（二）硫酸奎尼丁

（1）作用结果：用药后第 1 天即可引起血清的高辛水平增高，其原因不明。

（2）护理：开始或中断奎尼丁治疗时，监测血清的高辛水平。同时用两种药物治疗时，对高辛应减量。

（三）美西律

（1）作用结果：胃排空迟缓，用药后血浓度增高。

（2）护理：监测血清的高辛水平和临床效果。

（四）钙通道阻滞剂（如维拉帕米）

（1）作用结果：同时服用两药可导致房室传导阻滞。

（2）护理：减少地高辛剂量，监测心电图变化。

（五）抗酸剂

（1）作用结果：钙、镁、铝离子与地高辛结合，会妨碍其吸收，使地高辛的血清浓度降低。

（2）护理：服用地高辛 2 小时后再服用抗酸剂。

（六）抗腹泻药（如果胶等）、考来烯胺、降血脂药

（1）作用结果：减少对高辛吸收，使血清的高辛水平下降。

（2）护理：分别服药，两药间隔时间为 2 小时，同时监测血清的高辛浓度和治疗效果。

三、婴幼儿消化不良时常用口服药物配伍禁忌

（一）常用的口服药物

（1）收敛止泻类：碱式碳酸铋、药用炭、鞣酸蛋白等。

（2）健胃消食类：胰酶片、干酵母、乳酶生、胃蛋白酶合剂等。

（3）解痉类：颠茄合剂等。

（4）纠酸补液类：口服补液盐等。

（二）药物的配伍禁忌

（1）碱式碳酸铋与乳酶生、胃蛋白酶合剂不宜并用。因为碱式碳酸铋与碱性重金属盐制剂、乳酶生、胃蛋白酶制剂合用可降低疗效。

（2）碱式碳酸铋与口服抗菌药物也不宜并用。因为碱式碳酸铋可在肠道形成保护膜，降低抗菌药物吸收，影响抗菌药物发挥作用。

（3）药用炭与乳酶生、胃蛋白酶合剂不宜并用。因为药用炭是强吸附剂，乳酶生、胃蛋白酶合剂可由于被吸附而失活。

（4）药用炭与口服抗菌药物不宜同服。因为药用炭可吸附此类药物，减少其吸收。

（5）鞣酸蛋白与胃蛋白酶合剂、胰酶片不宜并用。因为鞣酸可与多种蛋白质的酶类结合而使其失活。

（6）乳酶生与鞣酸蛋白不宜同服。因为鞣酸蛋白可抑制乳酸菌生长，合用时可降低乳酶生药效。

（7）乳酸生与抗菌药物[磺胺类、小檗碱（黄连素）、呋喃唑酮、红霉素、氯霉素、广谱抗生素]不宜同服。因为抗菌药物可抑制乳酸菌生长或使乳酸生失活。

（8）胃蛋白酶与颠茄合剂不宜同服。因为颠茄合剂可抑制胃酸分泌，并中和胃蛋白酶合剂中的盐酸成分及破坏胃蛋白酶活性。

（9）胰酶及胃蛋白酶不能与中药大黄及含大黄成分的中成药合用。因为这些药物合用可发生沉淀反应。

（10）口服补液盐与乳酶生、胃蛋白酶合剂等有配伍禁忌。因为口服补液盐含有碳酸氢钠，而乳酶生、胃蛋白酶等在碱性条件下活性都会降低，甚至失去活性。

四、硫酸镁的临床新用途及护理

传统上，硫酸镁主要被用来治疗高血压、导泻、利胆及外用湿敷、消炎等。随着医学科学的不断发展，人们发现硫酸镁还具有其他多种作用，可以被广泛地用于治疗呼吸、循环、消化及脑血管系统中的各种疾病。

（一）缓解支气管哮喘

硫酸镁具有解除支气管平滑肌痉挛、扩张支气管作用，故可用于治疗支气管哮喘和哮喘型支气管炎。

（1）用法：在控制感染的同时，采用25%硫酸镁10～20 mL加入300～500 mL 5%葡萄糖或0.9% NaCl注射液中静脉滴注。

（2）护理：用药中注意观察患者呼吸频率和节律的变化并定期检查腱反射，以防硫酸镁引起的呼吸肌麻痹。呼吸衰竭患者应慎用。

（二）治疗顽固性心力衰竭

镁离子具有改善心肌代谢、增强心肌收缩力、扩张血管及利尿作用，因而可减轻心脏前后负荷，可用于治疗各种原因引起的心力衰竭。

（1）用法：25%硫酸镁10～20 mL加入500 mL 5%葡萄糖注射液中，以30～40滴/分钟速度静脉滴注。

（2）护理：在静脉注射初始，应每隔15～30分钟测量血压脉搏1次，以后可根据病情定时测量，同时监测患者尿量变化。患者尿量减少或肾功能不全时应慎用。

（三）治疗缺血性心脏病

镁离子能拮抗钙离子，稳定纤维蛋白原和血小板，防止血管内凝血及血栓形成，可用于治疗心肌梗死和心绞痛。

（1）用法：将10～20 mL 25%硫酸镁加入能量合剂或极化液中静脉滴注。

（2）护理：在用药过程中应严密观察血压变化。心肌梗死伴低血压者应慎用。

（四）恢复心律

硫酸镁可催化或激活325种酶，使窦房结内冲动形成，房内及房室结内冲动传导减慢，因而可用于转复阵发性室上性心动过速和尖端扭转型室速。

（1）用法：将8～10 mL 25%硫酸镁加入20～40 mL 5%葡萄糖注射液内静脉注射。

（2）护理：在转复心律过程中，要严密观察和记录患者血压、心率、呼吸变化及心律转复情况，同时做好抢救准备，备好10%葡萄糖酸钙注射液。

（五）治疗急性腹痛

硫酸镁可抑制神经末梢释放乙酰胆碱，使平滑肌松弛，缓解肠痉挛，因而可减轻腹痛、腹泻、呕吐等症状。

用法：10 mL 10%硫酸镁加入 20 mL 葡萄糖注射液中静脉注射。

五、服药期间的饮食护理

饮食与药物的相互作用，是药物治疗和护理人员不容忽视的问题。食物的种类不同，所含的化学成分及含量也各有差异。食物中不同的化学成分，对药物有重要的影响，有些可以提高药物的效力，有些则会降低药效或增强其毒性。因此，在服药期间应注意饮食的宜忌，做好饮食护理。

（一）服药期宜进的饮食

（1）在服用消炎利胆排石药期间，宜常食些生姜。现代医学发现，胆石的形成与前列腺素分泌过多有关。而生姜中含有大量姜酚，能抑制前列腺素的合成，破坏胆石的形成，同时姜酚又有很强的利胆作用，故在服用消炎、利胆、排石类药时，常食生姜对治疗有益。

（2）服用排钾利尿药期间，应进含钾高的食品。如多吃绿色蔬菜、水果、豆制品类、核桃、小米、荞麦面等含钾丰富的食品，以防氢氯噻嗪、呋塞米等排钾利尿药引起的低钾血症。

（3）服用铁剂时，应进食富含维生素 C 的蔬菜等食物，可增强铁盐溶解度，以利吸收从而增加药效。

（4）某些抗生素如新霉素等，在酸性尿液中杀菌力最强，因此在使用这类抗生素时多吃些蛋白质含量高的食物，如瘦肉、蛋、鱼类，使尿液呈酸性以增强其效力。

（5）服脉通等药期间，可适当吃些蛋类。因为蛋类富含卵磷脂，是强乳化剂，能使胆固醇和脂肪颗粒变小呈悬浮状态，为组织所利用，从而降低血中胆固醇含量。

（6）长期服用糖皮质激素的患者，除补钾外，饮食当以低糖、低脂、高蛋白、高钙为宜。因糖皮质激素能促进机体糖原异生，蛋白质分解增加，合成减少，同时保钠、排钾、排钙，故按上述原则饮食可防止和减少其不良反应。

（7）服用驱虫药后，为促使虫体排出，可多吃些含纤维素多的食物，增强肠蠕动，加强驱虫效果。

（二）服药期间忌进的食物

（1）高血压患者在服用降压药帕吉林时，忌食含酪胺食物。酪胺具有升压效应，会诱发高血压危象、脑出血、心律失常、惊厥等，甚至危及生命。天然酪胺存在于扁豆、啤酒、红葡萄酒、乳酪、青鱼、腌鱼、鸡肝等食物中。

（2）在服用抗心律失常药奎尼丁时，应忌食或限制能使尿液碱化的食物，如椰子、栗子、杏仁等，因它们可致药物浓度增高而发生中毒。

（3）应用强心苷类药物（如地高辛、洋地黄等）需禁食含钙高的食品，因钙离子能增强此类药物的毒性。

（4）用阿司匹林治疗冠心病时，不应在用药后饮酒，若饮酒会引起胃黏膜屏障的损伤，以致胃出血。

（5）在服用阿米卡星、多黏菌素等抗生素期间应忌食菠菜、胡萝卜、黄瓜、苏打饼干等碱性食物，因这些抗生素在酸性环境中杀菌力最强。相反地，在服用氨基糖苷类、大环内酯类抗生素期间，切不可过食酸菜、咸肉、鸡、鱼与山楂、杨梅、果汁等酸性食物，否则会降低药效。

（6）服用灰黄霉素，切忌高脂饮食，因该药为脂溶性，若进食大量脂肪，血液中的药物浓度便会成倍增高，容易引发中毒。

（7）服用呋喃唑酮和镇静剂期间，若饮酒或饮用含有酒精的饮料，会增加酒精对机体的毒性，易发生酒精中毒。

（8）抗帕金森病药左旋多巴不宜与乳酪、奶制品、牛肉、动物肝脏、对虾、蛋类及大豆等高蛋白食物同服。因蛋白质在代谢过程中会产生大量氨基酸，会妨碍药物吸收，使药物疗效降低、毒性增加。

（9）服用异烟肼期间，忌食富含组胺的食物。因异烟肼可使人体内组胺代谢减慢、浓度升高。若再进食富含组胺的食物，则可能使体内组胺浓度进一步增高而引起中毒。

（10）口服多酶片、胃蛋白酶制剂时，应忌饮茶水。因茶水中的鞣酸会与蛋白质发生化学作用，会使酶活性减弱以至消失而影响疗效。另外，服用铁剂也应忌茶，因铁离子会和茶叶中的鞣酸产生沉淀反应而难以被人体吸收。

（11）常服抗酸药者，不宜饮用牛奶。由于抗酸药内多含碳酸钙和碳酸氢钠，若服用这类药时再饮牛奶，常会出现恶心、呕吐、腹痛等症状，甚至使钙盐沉积于肾实质，造成肾脏不可逆性损害。

（12）维生素 K 具有促凝血作用，在治疗出血性疾病时，当忌食黑木耳。因黑木耳中有妨碍血液凝固的成分，使维生素 K 凝血作用减弱或消失。

（13）在服用华法林、双香豆素等抗凝剂期间，切忌食用富含维生素 K 的食物，如动物肝脏、菠菜、花菜、卷心菜等，否则可致抗凝剂药效降低，甚至失效。

（14）在使用甲状腺类激素期间，应忌食大豆、豌豆、芦笋、卷心菜、菠菜等绿色蔬菜。因这些蔬菜含有致甲状腺肿的物质，可使甲状腺素原本不足的患者病情加重。

（15）在服用酚氨咖敏时应忌用腌制食品（如咸肉）佐餐，由于酚氨咖敏中含有氨基比林，与腌制食品的中亚硝酸相遇有可能生成强力化学致癌物质亚硝酸。

（16）在服保钾利尿药如螺内酯、氨苯蝶啶过程中，不宜食用含钾高的食品，如蘑菇、大豆、菠菜、榨菜、川冬菜等，否则会出现高钾血症。

（17）服中药期间的忌口。在服补品期间，不能食生萝卜、浓茶、海鲜、生冷和油腻食物；服黄连、桔梗、乌梅忌猪肉；服麦冬忌鲫鱼；服薄荷忌鳖肉；服鳖甲忌苋菜；服仙茅忌牛奶；服常山、首乌忌葱和蒜；服柿霜忌螃蟹；服茯苓忌醋；服解表消热、消肿解痛、宣肺化痰、止咳和中的中药忌生冷、油腻食物；服平肝潜阳、守心安神、清咽止血、润肺宁咳的药物忌进酒、姜葱、蒜、咖啡、可可、辣椒、羊肉等辛热食物；服用治疗风湿痹症、妇女经痛、男子阳痿、梦遗滑精、久泻腹痛的中药时忌食冰棒、柿子、竹笋等寒凉食物。

第二章　神经内科疾病护理

第一节　病毒性脑膜炎

病毒性脑膜炎是一种由各种病毒感染引起的脑膜急性炎症性疾病。临床以发热、头痛和脑膜刺激征为主要表现。

一、病因

85%～95%的病毒性脑膜炎由肠道病毒引起。最常见的致病病毒为脊髓灰质炎病毒、柯萨奇病毒 A 和 B、埃可病毒等。肠道病毒主要经粪-口传播，少数经呼吸道分泌物传播。

二、临床表现

（1）本病在夏秋季高发，儿童多见，成人也可患病。多为急性或亚急性起病，有发热、头痛、恶心、呕吐、畏光、肌痛、食欲减退、腹泻和全身乏力等，并可有脑膜刺激征。

（2）临床表现可因患者的年龄、免疫状态、病毒种类及亚型的不同而异，如幼儿可出现发热、呕吐、皮疹等症状，而颈强直轻微或缺如；手-足-口综合征常发生于肠道病毒 71 型脑膜炎，非特异性皮疹见于埃可病毒 9 型脑膜炎。

三、治疗

药物治疗主要是对症治疗、支持治疗和防治并发症。对症治疗，如剧烈头痛可用止痛药，抗病毒治疗可缩短病程和减轻症状，癫痫发作可首选卡马西平或苯妥英钠，脑水肿可适当应用脱水药。目前针对肠道病毒感染临床上应用或试验性使用的药物有免疫血清球蛋白和抗微小核糖核酸病毒药物。

四、护理评估

（一）健康史

1.起病情况

了解患者是否有发热、周身不适等前驱症状，是否有腹痛、腹泻、咽痛、皮疹、腮腺炎等病毒感染症状，是否有剧烈头痛、恶心、呕吐及脑膜刺激征。

2.病因与危险因素

发病前是否患呼吸道疾病及肠道疾病，是否有鼻窦炎、中耳炎、拔牙后感染，发病前是否患有面部疖肿、痈等。

3.既往病史

既往身体状况、免疫状态。

4.生活方式与饮食习惯

有无不良生活习惯，如是否缺乏体育锻炼、是否食用不洁食物等。

（二）身体状况

1.一般状态

监测生命体征，即血压、脉搏、呼吸、体温情况；观察患者有无意识障碍，有无认知、情感和意志行为方面的异常，如错觉、幻觉、情感淡漠等。

2.头颈部检查

观察双侧瞳孔的大小及对光反射情况，是否有颈部强直。

3.神经反射

是否有深浅感觉、腱反射异常，有无病理反射及脑膜刺激征。

（三）辅助检查

评估脑脊液常规检查及免疫学检查结果。

（四）心理-社会评估

评估患者及家属对疾病的认识程度，家庭经济状况，患者的心理反应，家属对患者的关心程度及治疗的支持情况。

五、护理措施

（一）一般护理

1.病室环境

提供安静环境，避免声、光刺激。

2.促进舒适

内衣以棉质、宽松、舒适为宜，床单保持清洁、干燥。

3.做好基础护理

给予口腔护理，防止感染。

（二）病情观察

1.监测指标

严密观察患者的意识、瞳孔及生命体征的变化，积极配合医师治疗，给予降低颅内压的药物，减轻脑水肿引起的头痛、恶心、呕吐等，防止脑疝的发生。保持呼吸道通畅，及时清除呼吸道分泌物，定时叩背、吸痰，预防肺部感染。

2.头痛的监测

评估患者头痛的性质、程度及规律，查看患者恶心、呕吐等症状是否加重。患者头痛时，嘱其卧床休息，改变体位时动作要缓慢。讲解减轻头痛的方法，如深呼吸、生物反馈治疗等。

3.呕吐的监测

观察患者呕吐的特点，记录呕吐的次数，呕吐物的性质、量、颜色、气味。遵医嘱给予止吐药，指导患者少量、多次饮水；剧烈呕吐不能进食发生或严重水、电解质紊乱时，给予外周静脉营养；准确记录 24 小时出入量，观察患者有无失水征象，依失水程度不同，患者可出现软弱无力、口渴、皮肤黏膜干燥和弹性减低、尿量减少、尿比重增高等表现。

（三）用药护理

（1）使用脱水药物时，要保证药物滴注时间、剂量准确，注意观察患者的反应及皮肤颜色、弹性的变化，记录 24 小时出入量，注意监测肾功能。

（2）应用阿昔洛韦时注意监测患者有无谵妄、皮疹、震颤及血清转氨酶暂时增高等不良反应。

（四）高热的护理

1.病室环境

保持空气流通，室温维持在 20～23.9℃，相对湿度在 20%～70%。

2.活动

指导患者卧床休息，减少活动，缓解头痛、肌痛等症状。

3.补液

鼓励患者多饮水，必要时静脉补液。

4.监测体温变化及伴随症状

每 4 小时监测体温一次，当体温超过 37.5℃时，及时给予物理降温或药物降温，并记录降温效果。严密监测发热类型及伴随全身中毒症状的程度。对年老体弱及伴有心血管疾病者要防止出现虚脱或休克现象。

5.基础护理

做好口腔护理和皮肤护理。

（五）安全的护理

1.病室环境

保持病室环境安静整洁，光线适中，治疗及护理尽量集中进行，限制家属探视。危险物品应远离患者，床单位有保护性床单。

2.抽搐、躁动的护理

抽搐发作时应立即松开衣领和裤带，取下活动性义齿，及时清除口鼻腔分泌物，保持呼吸道通畅；放置压舌板于上下白齿之间，防止舌咬伤；当患者谵妄躁动时，可在其家属知情同意下给予约束，勿强行按压肢体。

（六）饮食护理

给予营养丰富的饮食，如鸡蛋、牛奶、豆制品、瘦肉等，有利于增强抵抗力；长期卧床的患者易发生便秘，应多食粗纤维食物，如芹菜等；应用脱水剂期间，鼓励患者多食含钾高的食物如香蕉、橘子等；不能经口进食者，遵医嘱给予鼻饲。

六、健康指导

（一）疾病知识指导

帮助患者及家属了解病因及相关疾病知识，指导掌握本病的防治措施和自我护理方法，发现异常要及时就医。

（二）用药指导

甘露醇为脱水药物，应快速滴注，不可随意调节滴速，讲解静脉输注脱水药物后尿量增多是正常现象，消除患者的焦虑情绪。

（三）饮食指导

多食瘦肉、鱼、豆制品、水果、蔬菜等高蛋白和高维生素食物。

（四）日常生活指导

养成良好的生活习惯，饮食有规律。指导家属消毒隔离知识，加强体育锻炼，增强体质。

第二节　短暂性脑缺血发作

短暂性脑缺血发作（transient ischemic attack，TIA）是指由于某种因素造成的脑动脉一过性或短暂性供血障碍，导致相应供血区局灶性神经功能缺损或视网膜功能障碍。症状持续时间为数分钟到数小时，24小时内完全恢复，可反复发作，不遗留神经功能缺损的症状和体征。一般头部 CT、MRI 检查可正常。

一、病因

TIA 的发病与动脉粥样硬化、动脉狭窄、心脏病、血液成分改变及血流动力学等多种因素有关。

二、临床表现

（一）一般特点

（1）TIA 好发于中老年人，男性多于女性。

（2）发作突然，局部脑或视网膜功能障碍，历时短暂，最长不超过 24 小时，不留有神经功能缺损体征。

（3）常有反复发作的病史。

（4）患者多伴有高血压、动脉粥样硬化、心脏病、糖尿病和血脂异常等脑血管病的危险因素。

（二）颈内动脉系统 TIA

临床表现与受累血管分布有关。大脑中动脉供血区的 TIA 可出现缺血对侧肢体的单瘫、轻偏瘫、面瘫和舌瘫，可伴有偏身感觉障碍和对侧同向偏盲，优势半球受损常出现失语和失用，非优势半球受损可出现空间定向障碍。大脑前动脉供血区缺血可出现人格和情感障碍、对侧下肢无力等。颈内动脉主干 TIA 主要表现为眼动脉交叉瘫。

（三）椎-基底动脉系统 TIA

常见表现是眩晕、平衡障碍、恶心、呕吐、眼球运动异常和复视；特征性症状是脑干网状结构缺血引起跌倒发作，表现为突然出现双下肢无力而倒地，但可随即自行站起，整个过程中意识清醒；可有单侧或双侧面部、口周麻木，单独出现或伴有对侧肢体瘫痪、感觉障碍，呈现典型或不典型的脑干缺血综合征；还可出现短暂性全面遗忘症、视力障碍等。

三、治疗

TIA 是急症，是脑卒中的高危因素，TIA 发病后 2～7 天为脑卒中的高风险期，应给予足够重视，积极治疗。目的是消除病因，减少和预防复发，保护脑功能。

（1）病因治疗：病因治疗是预防 TIA 的关键。积极查找病因，控制危险因素。

（2）药物治疗：抗血小板治疗、抗凝治疗、扩容治疗、活血化瘀中药制剂治疗。

（3）外科手术和血管内介入治疗。

四、护理评估

（一）健康史

了解患者的起病情况，发作时间、频率、表现、持续时间，有无外伤等；收集患者的既往史、家族史、个人史、饮食习惯、生活方式等资料。

（二）身体状况

评估患者的生命体征、意识状态、肢体活动情况。

（三）辅助检查

头部 CT、MRI 检查大多正常，DSA、TCD 检查是否可见颅内外动脉狭窄，血常规、生化检查是否异常。

（四）心理-社会评估

评估患者对疾病知识的了解程度；了解患者家庭情况、经济状况、文化背景，关注家属对患者的关心、支持情况等。

五、护理措施

（一）安全护理

（1）无论是颅内动脉系统 TIA，还是椎-基底动脉系统 TIA，发作时患者因为一过性失明或眩晕，容易跌倒或受伤，应指导患者合理休息与运动，并采取适当的防护措施。

（2）发作时应卧床休息，注意枕头不宜太高（以 15°～20°为宜），以免影响头部的血液供应，仰头或头部转动时应缓慢，动作轻柔，转动幅度不要太大，防止因颈部活动速度过度或过急导致发作而跌伤。

（3）频繁发作者应避免重体力劳动，必要时如厕、沐浴及外出活动时应有家人陪伴，洗澡时间不宜过长。

（二）运动指导

规律的体育锻炼可以改善心脏功能，增加脑血流量，改善微循环，也可以降低已升高的血压，控制血糖水平和降低体重。因此应鼓励患者做到劳逸结合，生活规律。

（三）药物护理

指导患者遵医嘱正确用药，不能随意更改、终止或自行购药服用。如肝素抗凝治疗可出现皮肤出血点及青紫斑，个别患者甚至可诱发消化道出血。使用阿司匹林、氯吡格雷或奥扎格雷等抗血小板聚集剂治疗时，可出现食欲缺乏、皮疹或白细胞计数减少等不良反应，发现异常应及时报告医师处理。

（四）病情观察

频繁发作的患者应注意观察并记录每次发作的持续时间、间隔时间和伴随症状，观察患者肢体无力或麻木是否减轻或加重，有无头痛、头晕及其他脑功能受损的表现。警惕完全性缺血性脑卒中的发生。

（五）手术治疗的护理

按手术护理措施进行护理。

六、健康指导

（一）疾病知识指导

本病为脑卒中的先兆表现，若不进行正确治疗而任其自然发展，约1/3患者在数年内会发展成为完全性脑卒中。指导患者掌握本病的防治措施和自我护理方法，改变不健康的生活方式，定期体检。积极治疗高血压、动脉硬化、心脏病、糖尿病、高脂血症和肥胖症等。

（二）用药指导

指导患者严格遵医嘱用药，切勿自行调整剂量、换药，甚至停药。密切观察用药后反应。

（三）饮食指导

了解肥胖、吸烟、酗酒及饮食因素对脑血管病的关系，选择低盐、低脂、含有充足蛋白质和丰富维生素的饮食，如多食谷类、鱼类、新鲜蔬菜、水果、豆类、坚果，少吃糖类、甜食，限制食盐（每天食盐不超过 6 g）、动物油的摄入，忌辛辣、油炸食物和暴饮暴食，注意粗细食物搭配、荤素搭配；戒烟、限酒、控制食物热量，保持理想体重。

（四）日常生活指导

指导患者戒烟酒、适度减轻体重、合理运动，劳逸结合。

第三节　脑血栓形成

脑血栓形成是脑梗死常见的类型，约占全部脑梗死的 60%，指颅内外供应脑组织的动脉血管壁发生病理改变，以动脉粥样硬化多见，导致脑动脉主干或分支动脉管腔狭窄、闭塞或血栓形成，引起该动脉供血区局部脑组织血流减少或中断，使脑组织缺血、缺氧性坏死，造成脑局部急性血流中断，出现相应的神经系统症状与体征，如偏瘫、失语等。动脉粥样硬化是本病的根本病因，因此，脑血栓形成临床上主要指大动脉粥样硬化型脑梗死。

一、病因

（1）脑动脉粥样硬化：脑血栓形成最常见的病因。

（2）脑动脉炎：如钩端螺旋体感染引起的脑动脉炎。

（3）血栓-栓塞：由颈动脉粥样硬化的斑块脱落引起的栓塞。

（4）其他少见原因：血液系统疾病，如红细胞增多症、血小板增多症、夹层动脉瘤、先天性血管畸形、血液高凝状态等。

二、临床表现

脑梗死的临床表现取决于梗死灶的大小和部位及受损区侧支循环情况。

（一）临床特点

（1）一般特点：本病好发于中老年人，多见于 50 岁以上动脉硬化者，且多伴有高血压、冠心病、糖尿病；年轻发病者以各种原因的脑动脉炎为多见，男性多于女性。

（2）安静睡眠中发病，部分病例有 TIA 的前驱症状，如肢体麻木、无力、头晕、头痛等。

（3）起病缓慢，局灶体征多在发病后数小时或数天内发展至高峰。也可为症状进行性加重或波动。

（4）多数患者意识清醒，以偏瘫、失语、偏身感觉障碍和共济失调等症状为主。

（5）当发生基底动脉血栓或大面积脑梗死时，可有意识障碍、头痛、呕吐，甚至危及生命。

（二）临床分型

根据梗死的部位不同，可分为前循环梗死、后循环梗死和腔隙性梗死。根据起病形式可分为以下几种。

1.可逆性缺血性神经功能缺失

此型患者的症状和体征持续时间超过 24 小时，但在 1～3 周内完全恢复，不留任何后遗症。可能是缺血未导致不可逆的神经细胞损害，侧支循环迅速而充分地代偿，发生的血栓不牢固，伴发的血管痉挛及时解除等。

2.完全型

起病 6 小时内病情达高峰，为完全性偏瘫，病情重，甚至出现昏迷，多见于血栓-栓塞。

3.进展型

局灶性脑缺血症状逐渐阶梯式加重，可持续 6 小时至数日。临床症状因血栓形成的部位不同而出现相应动脉支配区的神经功能障碍。可出现对侧偏瘫、偏身感觉障碍、失语等，严重者可引起颅内压增高、昏迷、死亡。

4.缓慢进展型

患者症状在起病 2 周以后仍逐渐发展。多见于颅内动脉颅外段血栓形成，但颅内动脉逆行性血栓形成亦可见。

三、治疗

脑梗死患者应在卒中单元中接受治疗，由多科医师、护士、治疗师参与，实施治疗、护理、康复一体化，最大限度地恢复脑卒中患者的受损功能。遵循超早期、个体化、整体化原则。重点是急性期治疗。

（一）急性期治疗

（1）早期溶栓：常用药物有注射用阿替普酶、尿激酶。

（2）降纤治疗：常用药物有巴曲酶、降纤酶等。

（3）防治脑水肿：发病 3～5 天是脑水肿的高发期，严重的脑水肿导致颅内压增高而诱发脑疝。常用 20%甘露醇、呋塞米、甘油果糖注射液。

（4）调整血压。

（5）血小板聚集治疗：同 TIA。

（6）抗凝治疗：如低分子肝素、华法林。

（7）血管扩张剂：如尼莫地平。

（8）脑保护治疗：如纳洛酮、依达拉奉等。

（9）防治上消化道出血：如奥美拉唑。

（10）中医药治疗：丹参、川芎嗪、银杏叶制剂等。

（11）早期康复治疗：患者病情不再进展，生命体征稳定，即可进行早期康复治疗。

（二）恢复期治疗

以康复治疗为主。

四、护理评估

（一）健康史

1.起病情况

询问起病的时间、方式，有无明显的前驱症状和伴发症状。

2.病因和危险因素

了解患者的年龄、性别，有无颈动脉狭窄、高血压、糖尿病、高脂血症及 TIA 病史；有无长期高盐、高脂肪饮食；有无烟酒嗜好及家族性脑卒中病史；是否进行过正规、系统的治疗及目前用药情况等。

3.既往史

如外伤史、手术史、肿瘤、感染病史、颈椎病、腰椎管狭窄、过敏或中毒等。

4.心理-社会状况

应评估患者及照顾者对疾病的了解程度，家庭经济状况，家属对患者的关心和支持程度。

（二）身体评估

1.生命体征

监测体温、脉搏、血压、呼吸有无异常。

2.意识状态

观察患者有无意识障碍及其类型。

3.头颈部检查

观察患者瞳孔大小及对光反射，视野有无缺损；有无眼球运动受限、眼球震颤及眼睑闭合障碍；有无口角歪斜及鼻唇沟变浅；有无听力下降、耳鸣；有无饮水呛咳、吞咽困难或咀嚼无力；有无口吃或失语。

4.四肢躯干检查

注意有无肢体活动障碍和感觉缺失，有无步态不稳和肢体不自主运动，四肢肌力、肌张力状态，有无肌萎缩及关节活动受限，皮肤有无水肿、多汗、脱屑或破损，括约肌功能有无障碍。

（三）辅助检查

1.血生化检查

血糖、血脂、凝血功能和同型半胱氨酸是否正常。

2.影像学检查

CT 是最常用的检查，发病 24 小时内多无变化，但可除外脑出血，24 小时后脑梗死区出现低密度灶，脑干、小脑梗死 CT 显示不佳；MRI 可以早期显示缺血组织的大小、部位，甚至可以显示皮质下、脑干和小脑的梗死灶。

3.经颅多普勒（TCD）

TCD 检查有无大血管的闭塞及血管弹性改变。

4.数字减影血管造影（DSA）

可显示血栓形成部位、程度及侧支循环，但不作为脑梗死的常规检查，是脑血管病变检查的"金标准"。

五、护理措施

（一）重症患者的病情观察与护理

1.病情监测

护士应严格进行六联观察，即患者的体温、脉搏、呼吸、血压、瞳孔、意识，掌握脑疝前期的表现，及时协助医师给予处理，防止脑疝发生。

2.呼吸道管理

重症患者采取侧卧位或头偏向一侧，取下义齿，根据病情使用口咽通气道，防止舌后坠阻塞呼吸道，床旁备吸引器，增加翻身叩背次数，及时清理呼吸道分泌物，如伴有潮式呼吸、下颌式呼吸，应在医师陪同下为患者吸痰，做好抢救准备。如果患者出现呼吸困难、喘憋、发绀、呼吸间停等现象，应立即报告医师，必要时给予气管插管或行气管切开。

3.管道维护

重症患者身体上一般带有多个管道，同时连接监护仪器，需要护士精心地维护。首先要摆放整齐有序，避免杂乱缠绕，保证安全、固定、通畅、在有效期内，防止牵拉、打折、脱落、过期留置等不良情况发生，协助患者更换体位时，要先妥善安置各个管道。静脉留置针尽量不要与血压袖带放在同一肢体，避免因监测血压而影响留置针的留置时间。

（二）躯体活动障碍的护理

1.生活护理

根据患者日常生活活动能力，给予相应的协助。卧床及瘫痪患者保持床单位整洁；瘫痪患者使用气垫床、按摩床和相应的保护器具，抬高患肢并协助被动运动，预防压疮和下肢静脉血栓形成；协助定时翻身、拍背；每天温水擦浴1～2次，促进肢体的血液循环，促进睡眠；鼓励和帮助患者摄取充足的水分和均衡饮食，保证营养供给，防止误吸；保持大便通畅；注意口腔卫生，每天口腔护理2～3次。

2.安全护理

重点要防止坠床和跌倒，床铺高度需适中，应有保护性床单；呼叫器和经常使用的物品应置于床头患者伸手可及处；运动场所要明亮、宽敞，无障碍，走廊、厕所要装扶手；地面要保持平整、干燥，防湿、防滑；患者应穿防滑软底鞋，衣着要宽松舒适；防烫伤。

3.康复护理

告知患者及家属早期康复的重要性、训练内容与开始时间。早期康复有助于抑制和减轻肢体痉挛态势的出现与发展，能预防并发症，促进肢体康复、减轻致残程度和提高生活质量。一般认为，缺血性脑卒中患者，只要意识清醒，生命体征稳定，病情不再发展后48小时即可进行康复训练。

（三）吞咽障碍的护理

（1）评定患者吞咽功能和营养状态，观察患者能否经口进食，进食不同稠度食物的吞咽情况，饮水时有无呛咳。

（2）鼓励能吞咽的患者进食，保证营养充足。进食高纤维素、高蛋白食物，选择半流质或糊状、冻状的黏稠食物，避免粗糙、干硬、辛辣的刺激性食物。少量多餐，能坐起的患者坐位进食，不能坐起的患者取仰卧位将床头抬高30°，头下垫枕使头部前屈，选择健侧咀嚼并吞咽，防止食物进入气管或残留在患侧；必要时给予鼻饲，一般鼻饲量以2000～2500 mL/d为宜，也可以根据病情适当加减，加强留置胃管的护理和口腔护理，防止口腔感染。对躁动患者适当约束，防止拔管。

（3）防止窒息：床旁备吸引器，进食前注意休息，进餐时不要讲话，要注意力集中。吞咽困难的患者不可以用吸管喝水喝饮料，用杯子饮水时，杯子内的水应装至半杯以上，防止因水少低头饮水增加误吸的危险；如患者呛咳、误吸或呕吐，应立即让患者取头侧位，及时清理其口鼻分泌物和呕吐物，保持呼吸道通畅，预防窒息及吸入性肺炎。

（4）营养支持：鼻饲饮食、胃肠外营养等。

（四）言语沟通障碍护理

遵循由少到多、由易到难、由简单到复杂的过程，循序渐进。借助图片、符号、表情、手势、手册等进行交流。

（五）用药护理

护士应掌握患者用药的时间、剂量、用法、注意事项、不良反应、观察要点及基本的药理作用，严格遵医嘱用药。

（六）心理护理

重视对精神情绪变化的监控，耐心讲解疾病知识，提高对抑郁、焦虑状态的认识，及时发现患者的心理问题，进行有针对性的心理治疗（解释、安慰、鼓励、保证等），增强患者战胜疾病的信心。

（七）手术治疗

按外科手术护理。

六、健康指导

（一）疾病知识指导

指导患者及家属了解病因、主要危险因素和危害，告知本病的早期症状和就诊时机，使患者和家属认识到预防比治疗更重要。控制危险因素，合理降低血压、血糖、血脂，健康的饮食和运动、规律的生活方式是预防的基础。发病后应积极就医。

（二）康复指导

康复训练是漫长艰辛的过程，做好患者思想工作，需要循序渐进，康复过程中加强安全防范，防止发生意外。

（三）饮食指导

指导患者清淡饮食，少盐，每天食盐量不超过 6 g，戒烟限酒。增加粗纤维食物的摄入，如芹菜、韭菜。适量增加进水量，防止便秘的发生，必要时可用开塞露或缓泻剂。

（四）用药指导

应用溶栓药物时有出血倾向的表现，监测凝血功能。需按照医嘱服药。

（五）日常生活指导

（1）患者需要安静、舒适的环境，情绪稳定，生活规律，适当运动，合理休息和娱乐，日常生活不依赖家人，做力所能及的家务。

（2）患者起床、起坐或低头时动作宜慢，平时外出应有人陪伴以防跌倒。

（3）气候变化时防感冒。

（六）预防复发

遵医嘱正确用药，定期门诊检查，动态了解血压、血糖、血脂变化及心脏功能情况，及时就医。

第三章 消化内科疾病护理

第一节 肝硬化

肝硬化是一种常见的由不同病因引起的肝脏慢性、进行性、弥漫性病变，是在肝细胞广泛变性和坏死基础上产生肝脏纤维组织弥漫性增生，并形成再生结节和假小叶，导致正常肝小叶结构和血管解剖的破坏。病变逐渐进展，晚期出现肝功能衰竭、门静脉高压和多种并发症。

一、病因

病毒性肝炎、慢性乙醇中毒、胆汁淤积、药物或工业毒物、肝脏血液循环障碍、遗传和代谢性疾病、非酒精性脂肪性肝炎、血吸虫病、免疫紊乱、隐源性肝硬化。

二、临床表现

（一）症状

消化吸收不良、乏力、消瘦、黄疸、出血和贫血、内分泌失调等。

（二）体征

脾大、侧支循环建立、腹水。

三、治疗

保护或改善肝功能：去除或减轻病因、慎用损伤肝肾的药物、维护肠内营养、保护肝细胞。

（一）非手术治疗

（1）药物治疗。

（2）腹水治疗。

（二）手术治疗

（1）门体分流术。

（2）断流手术。

（3）脾切除术。

（4）肝移植。

四、护理评估

（一）健康史

1.患病及治疗经过

应收集患者的年龄、性别和职业，特别是患者是否有暴露于有毒物质的情况；了解患者的饮酒史、输血史；了解既往的健康状况，如是否患过病毒性肝炎或胆道疾病、是否有充血性心力衰竭或呼吸系统疾病而未给予恰当治疗、是否患有遗传和代谢性疾病、是否患有血吸虫病。

2.目前状况

评估目前的症状和体征，如有无乏力、食欲缺乏、腹胀、恶心、呕吐、出血倾向、贫血、肝脏、蜘蛛痣、门静脉高压症表现。了解患者的饮食习惯和特殊嗜好。

3.相关病史

评估有无引起肝硬化的病因，如有无病毒性肝炎、酒精中毒、胆汁淤积、循环障碍、接触工业毒物或药物史等。

（二）身体评估

1.一般状态

有无意识障碍；有无肝病面容；有无蜘蛛痣、出血点、肝掌及男性乳房发育；有无黄疸；有无消瘦；有无水肿；有无尿量减少、尿色是否正常；呼吸的频率和节律有无改变。

2.专科评估

有无腹壁静脉显露或曲张；有无腹水征，如移动性浊音阳性、脐疝、腹部膨隆、腹壁紧张度增加、腹式呼吸减弱；检查肝脾大小、表面情况、质地及有无压痛感。

3.心理-社会评估

肝硬化病程漫长，随病情发展而加重，患者逐渐丧失工作能力，并因久治不愈而影响家庭生活、经济负担沉重等，使患者及其家属出现各种心理问题和应对行为的不足，如出现焦虑、抑郁、悲观等情绪，与医护人员不配合或过分依赖医护人员。如患者出现性格、行为的改变，应注意与并发肝性脑病时的精神障碍相鉴别。在评估患者和家属的心理状态时，还要了解患者对疾病的认识水平和应对能力及家属对患者的态度和家庭经济状况。

（三）辅助检查

1.血常规

红细胞、白细胞、血小板计数均减少。

2.尿液检查

有无蛋白尿、血尿和管型尿。尿中有无胆红素、尿胆原是否增加。

3.粪便检查

粪便潜血试验是否为阳性，是否有可见黑便。

4.血生化检查

有无肝功能异常，有无电解质和酸碱平衡紊乱，有无血氨升高，有无氮质血症。

5.腹水检查

腹水的性质是渗出液或漏出液，是否找到病原菌或肿瘤细胞。

6.X线钡餐造影

有无门静脉高压征象。

五、护理措施

（一）心理护理

理解关心患者，指导家属给予情感及经济支持。

（二）病情观察

（1）有无出血倾向：呕血、黑便、皮下出血等。

（2）严格记录液体出入量，定期测量腹围和体重，了解腹水的消长情况。

（3）有无肝性脑病先兆表现：观察有无情绪、性格、行为等改变。

（三）休息与活动

（1）根据病情适当休息和活动。

（2）代偿期可参加活动，但避免疲劳。

（3）失代偿期以卧床休息为主，适当活动，以不感疲劳为宜。

（四）饮食指导

（1）给予高热量、高维生素、优质蛋白质、低脂、低盐饮食，避免粗糙食物。

（2）肝功能明显减退或有肝性脑病先兆者应给予低蛋白饮食。

（3）腹水严重者，严格限制水、钠摄入。

（五）腹水护理

1.体位

少量腹水者取平卧位，抬高下肢。

2.控制水、钠摄入

少食高钠食物，可适量添加食醋、柠檬汁等调味，以增加食欲。

（六）用药护理

使用利尿剂时，注意维持水、电解质和酸碱平衡，利尿速度不宜过快，每周体重减轻 0.5 kg 为宜。

六、健康指导

（一）疾病知识指导

（1）向患者和家属说明饮食治疗的原则，应避免摄入大量蛋白质、粗糙、刺激性食物，以免诱发肝性脑病、大出血等并发症，而肝功能严重受损及分流术后的患者应限制蛋白质摄入。

（2）保持乐观、稳定的情绪，树立信心。

（3）指导患者和家属重视对病毒性肝炎的防治，并积极戒酒，戒酒将有助于防止肝脏进一步纤维化和减少出血的发生。

（4）保证足够的休息，避免劳累和过度活动，逐步增加活动量，如出现头晕、心悸、出汗等症状，应卧床休息。

（5）避免咳嗽、打喷嚏，用力排便，提举重物等引起腹内压增高的因素，以免诱发静脉曲张破裂出血；选用软毛牙刷刷牙，避免牙龈出血，并注意防止外伤。

（6）指导患者及家属掌握出血先兆和肝性脑病的前驱症状，一旦发生应及时就诊。

（7）做好个人卫生，预防感染。

（二）康复指导

生活起居有规律，保证充足睡眠，合理配餐。讲解肝硬化的相关知识，避免病因和诱发因素，教会患者识别并发症的先兆表现，及早发现，及早就诊。告知患者切勿滥用保肝药物，禁止使用对肝脏有害的药物，应严格遵医嘱用药，并详细介绍所用药物的名称、剂量、给药时间和方法，教会患者观察药物的不良反应，一旦出现及时就医。

（三）出院指导

严格按医嘱用药，避免服用对肝脏有损害的药物，教会患者观察药物疗效和不良反应，发现异常及时就诊。患者因皮肤瘙痒和长期卧床等因素，易发生皮肤破损和继发感染，故告知患者沐浴时应避免水温过高和使用刺激性强的皂类及沐浴液，沐浴后可用性质柔和的润肤品；皮肤瘙痒者勿用手抓搔，以免皮肤破损，可给予止痒处理。

第二节　急性胰腺炎

急性胰腺炎，是指多种病因导致胰酶在胰腺内被激活后引起胰腺组织自身消化、水肿、出血甚至坏死的炎症反应。

一、病因

胆道疾病、过量饮酒和暴饮暴食、十二指肠液反流、创伤、胰腺血液循环障碍、饮食因素、感染因素、药物因素等。

二、临床表现

（一）症状

腹痛、腹胀、恶心、呕吐、发热、黄疸、休克及脏器功能衰竭。

（二）体征

1.腹膜炎

急性水肿性胰腺炎压痛多局限于中上腹部，无明显腹肌紧张。急性出血坏死性胰腺炎压痛明显，有肌紧张和反跳痛，逐渐波及全腹，肠鸣音减弱或消失，移动性浊音多为阳性。

2.皮下出血

少数患者于腰部、季肋部和下腹部皮肤出现大片青紫色瘀斑，称为 Grey-Turner 征；若出现在脐周，称为 Cullen 征。主要由胰液外溢至皮下组织间隙，溶解皮下脂肪，使毛细血管破裂出血所致。

三、治疗

治疗原则为减轻腹痛、减少胰腺分泌、防止并发症。

（一）非手术治疗

（1）禁食，胃肠减压。

（2）补液，防治休克。

（3）抑制胰腺分泌和胰酶活性。

（4）镇痛、解痉。

（5）营养支持。

（6）预防和控制感染。

（7）中药治疗。

（二）手术治疗

清除胰腺或胰周坏死组织或规则性胰腺切除，腹腔灌洗引流。

四、护理评估

（一）健康史

1.患病及诊治经过

评估患者既往有无胆道疾病或慢性胰腺炎病史；近期有无腹部手术、外伤、感染及用药等诱发因素；评估患者的饮食习惯，有无长期大量饮酒、暴饮暴食等。

2.目前状况

评估患者有无腹痛、腹胀、恶心、呕吐、发热、血尿淀粉酶增高等症状。

3.相关病史

询问患者既往有无胆道疾患、胰管梗阻、十二指肠邻近部位病变，有无大量饮酒及暴饮暴食等诱因。

（二）身体评估

1.一般状态

评估患者的意识、生命体征，有无呼吸窘迫综合征，如呼吸音减弱、口唇发绀、呼吸加快等；评估患者皮肤的温度、皮肤黏膜的色泽、尿量，是否有休克的表现及其程度。

2.专科评估

腹痛的部位、性质、程度及时间；腹胀的程度，是否伴有腹膜刺激征、肠鸣音的改变及移动性浊音；是否伴有呕吐，呕吐的次数、呕吐物的性状和量。

3.心理-社会评估

由于本病具有发病急、进展快、病情凶险且花费大等特点，常使患者及家属产生焦虑、恐惧、失眠等消极情绪。应评估患者的社会地位、工作职务、经济状况，对疾病治疗、预后的了解程度及其反应，对治疗、护理的配合，对长期接受治疗的心理反应，对防止胰腺炎复发和有关疾病康复知识的掌握情况，家属是否能为患者提供精神和物质的支持。

（三）辅助检查

1.淀粉酶测定

血清淀粉酶超过 500 U 即可确诊。

2.血常规

白细胞计数增高。

3.X 线检查

胸、腹平片对诊断有无胸腔积液、肠梗阻有帮助。

4.CT 检查

有助于胰腺水肿或坏死及程度的判断。

五、护理措施

（一）心理护理

给予安抚，采取松弛疗法，消除恐惧感。

（二）病情观察

（1）严密观察生命指征、意识及尿量的变化。

（2）观察呕吐物或胃肠减压引流物的性状和量，记录 24 小时出入量。

（3）观察腹痛部位、性质、持续时间，有无腹肌紧张、压痛、反跳痛，提示并发腹膜炎，立即报告，对症处理。

（4）遵医嘱定时采集血、尿标本，观察血尿淀粉酶，血清电解质变化。

（三）舒适卧位

绝对卧床休息，协助采取舒适体位，减轻腹痛，加设床档，防止坠床。

（四）饮食护理

（1）急性期禁食，必要时胃肠减压，禁食时每天补液 2000～3000 mL。

（2）症状消失，血尿淀粉酶基本正常后可进少量清淡流食、逐渐改成半流质饮食，少量多餐。

（五）胃肠减压护理

保持负压，定时观察引流液的性状和量，保持引流通畅，防止管道受压、滑脱。

六、健康指导

（一）疾病知识指导

向患者及家属讲解急性胰腺炎的有关知识，强调预防的重要性，积极治疗胆道疾病，戒酒，预防感染，防止诱发胰腺炎。介绍本病的主要诱发因素和疾病的过程，教育患者积极治疗胆道疾病，注意防治胆道蛔虫。

（二）康复指导

指导患者遵医嘱服药并了解服药须知，如药名、作用、每次剂量、用药途径、不良反应和注意事项。指导患者及家属掌握饮食卫生知识，患者平时应养成规律进食习惯，避免暴饮暴食。腹痛缓解后，应从少量低脂、低糖饮食开始逐渐恢复正常饮食，忌油腻，应避免刺激性强、产气多、高脂肪和高蛋白食物，戒除烟酒，防止复发。

（三）出院指导

出院后4～6周避免过度疲劳和举重物。要保持良好的情绪，充分休息，适当参加活动，做到劳逸结合。教会患者自我观察，定期复查。如发现腹部肿块逐渐增大，并有腹痛、腹胀、呕吐等症状，须及时就医。注意腹部保暖，若出现恶心、呕吐、腹痛等症状及时就诊。

第三节 慢性胃炎

慢性胃炎是由各种病因引起的胃黏膜慢性炎症。

一、病因

幽门螺杆菌（Hp）感染、十二指肠-胃反流、自身免疫、年龄因素和胃黏膜营养因子缺乏。

二、临床表现

（一）症状

有症状者表现为消化不良，如上腹痛（呈持续性胀痛、钝痛或烧灼痛）、饱胀、嗳气、反酸、恶心、食欲缺乏等症状。一般情况下这些症状无明显节律性，多数进食后较重，空腹时较舒适。

（二）体征

体征多不明显，有时可有上腹部轻压痛。

三、治疗

消除和避免引起胃炎的有害因素，根除 Hp，给予胃黏膜保护药和对症治疗。

（一）对因治疗

Hp 感染时口服丽珠胃三联；胃食管反流时使用助消化及改善胃动力药物；自身免疫可考虑用糖皮质激素；胃黏膜营养因子缺乏可补充复合维生素，改善胃肠营养。

（二）对症治疗

适度抑制或中和胃酸，缓解症状、保护胃黏膜。

四、护理评估

（一）健康史

1.患病及诊治经过

询问有关疾病的病因及诱因；询问疼痛及伴随的症状。

2.目前状况

收集患者药物使用情况，是否长期大量服用非甾体消炎药，是否服用降压药、铁剂、糖皮质激素等药物。了解患者的饮食情况，是否长期摄食粗糙、过冷、过热和刺激性的食物，是否长期饮用咖啡、浓茶和烈酒，是否吸烟。

3.相关病史

询问患者曾患过哪些疾病，如肝硬化、门静脉高压症、慢性右心衰竭、高血压、动脉硬化、糖尿病、肾功能不全、尿毒症等，了解患者家族中有无患慢性胃炎同类疾病。

（二）身体评估

1.一般状态

评估患者腹痛的部位、性质和程度；观察呕吐物和粪便的颜色、量、次数和性状；观察患者有无食欲缺乏、反酸、嗳气、腹胀等消化不良的症状；自身免疫性胃炎的患者应观察有无贫血及其程度、体重下降等情况，监测血红蛋白和人血清蛋白的变化；急性胃出血者应观察生命体征、温度、尿量、皮肤弹性等。

2.专科评估

有无上腹部轻压痛。

3.心理-社会评估

评估患者心理状态，有无长期精神紧张、抑郁、情绪波动等状况发生。

（三）辅助检查

1.胃镜和胃黏膜活组织检查

有无非萎缩性胃炎与萎缩性胃炎的镜下表现，胃黏膜活组织检查有无炎症、萎缩和肠化生。

2.Hp 检测

是否为阳性。

3.自身免疫性胃炎的相关检查

壁细胞抗体（PCA）和内因子抗体（IFA）是否为阳性。

4.血清胃泌素 G17、胃蛋白酶原Ⅰ和Ⅱ测定

血清胃泌素 G17 水平是否升高或下降、胃蛋白酶原Ⅰ和（或）胃蛋白酶原Ⅰ/Ⅱ比值是否正常或下降。

五、护理措施

（一）心理护理

告知精神紧张不利于缓解症状，帮助患者稳定情绪、树立信心。

（二）休息与体位

患者应注意休息，减少活动，因急性应激造成者应卧床休息。

（三）饮食护理

饮食应有规律。以少渣、高热量、高维生素、高蛋白质、易消化的温凉饮食为宜，避免刺激性食物，急性大出血或呕吐频繁时应禁食。

（四）病情观察

患者出现腹痛、恶心、呕吐等症状时，注意观察腹痛的部位、性质、持续时间；呕吐物的颜色、性质剂量，及时告知医师，并做出相应处理。

（五）药物治疗护理

（1）禁用或慎用对胃黏膜有刺激的药物。

（2）抑制胃酸药物于饭前服用，抗生素类于饭后服用。

（3）讲解药物的作用、不良反应及服用注意事项。

六、健康指导

（一）疾病知识指导

（1）介绍本病的发生原因和预后，避免诱发因素。

（2）注意劳逸结合，保持心情愉快，避免过劳及餐后从事重体力活动。

（3）鼓励患者戒除烟酒。

（4）建立合理的饮食习惯和结构，如避免进食各种刺激性的食物和过冷、过酸、过辣、过硬、过咸、过甜及过分粗糙的食物，定时定量和细嚼慢咽等；注意饮食卫生。

（二）康复指导

教育患者保持良好心理状态，平时生活要有规律，合理安排工作和休息时间，注意劳逸结合，积极配合治疗。向患者及家属介绍所服药物的作用、剂量、疗程及常见的不良反应等，指导患者遵医嘱按时服药，不能随便停药或减量，慎用或勿用非甾体消炎药等损害胃黏膜的药物。

第四章　肾内科疾病护理

第一节　肾病综合征

肾病综合征（nephrotic syndrome）是指由各种肾脏疾病所致的，以大量蛋白尿（尿蛋白＞3.5 g/d）、低蛋白血症（血浆清蛋白＜30 g/L）、水肿、高脂血症为临床表现的一组综合征。

一、病因与发病机制

肾病综合征可分为原发性和继发性两大类。原发性肾病综合征是指原发于肾脏本身的肾小球疾病，急性肾炎、急进性肾炎、慢性肾炎均可在疾病发展过程中发生肾病综合征。继发性肾病综合征是指继发于全身性或其他系统的疾病，如系统性红斑狼疮、糖尿病、过敏性紫癜、肾淀粉样变性、多发性骨髓瘤等。本节仅讨论原发性肾病综合征。

原发性肾病综合征的发病机制为免疫介导性炎症所致的肾损害。引发原发性肾病综合征的肾小球疾病的主要病理类型有微小病变型肾病、系膜增生性肾小球肾炎、系膜毛细血管性肾小球肾炎、膜性肾病及局灶性节段性肾小球硬化。

二、临床表现

原发性肾病综合征的发病年龄、起病缓急与病理类型有关。微小病变型肾病以儿童多见；系膜增生性好发于青少年，半数起病急骤，部分为隐匿性；系膜毛细血管性好发于青少年，大多起病急骤；局灶性节段性多发于青少年，多隐匿起病；膜性肾病多见于中老年，通常起病隐匿。原发性肾病综合征的临床表现如下。

1.大量蛋白尿

典型病例可有大量选择性蛋白尿（尿蛋白＞3.5 g/d）。其发生机制为肾小球滤过膜的屏障作用，尤其是电荷屏障受损，肾小球滤过膜对血浆蛋白（多以清蛋白为主）的通透性增高，致使原尿中蛋白含量增多，当超过肾小管的重吸收量时，形成大量蛋白尿。

2.低蛋白血症

血浆清蛋白低于 30 g/L，主要为大量清蛋白自尿中丢失所致。肝代偿性合成血浆蛋白不足、胃黏膜水肿致蛋白质摄入与吸收减少等因素可进一步加重低蛋白血症。除血浆清蛋白降低外，血中免疫球蛋白、抗凝及纤溶因子、金属结合蛋白等其他蛋白成分也可减少。

3.水肿

水肿是肾病综合征最突出的体征，其发生与低蛋白血症所致血浆胶体渗透压明显下降有关。严重水肿者可出现胸腔、腹腔和心包积液。

4.高脂血症

肾病综合征常伴有高脂血症。其中以高胆固醇血症最为常见；甘油三酯、低密度脂蛋白（LDL）、极低密度脂蛋白（VLDL）也常可增加。其发生与抵消蛋白血症刺激肝脏代偿性地增加脂蛋白合成以及脂蛋白分解减少有关。

5.并发症

（1）感染：感染为肾病综合征常见的并发症，也是导致本病复发和疗效不佳的主要原因。其发生与蛋白质营养不良、免疫功能紊乱及应用肾上腺糖皮质激素治疗有关。感染部位以呼吸道、泌尿道、皮肤感染最多见。

（2）血栓、栓塞：由于有效血容量减少，血液浓缩及高脂血症使血液黏稠度增加；某些蛋白质自尿中丢失，以及肝脏代偿性合成蛋白质增加，引起机体凝血、抗凝和纤溶系统失衡，加之强效利尿剂的应用进一步加重高凝状态，易发生血管内血栓形成和栓塞，其中以肾静脉血栓最为多见。血栓和栓塞是直接影响肾病综合征治疗效果和预后的重要因素。

（3）急性肾衰竭：因水肿导致有效循环血容量减少，肾血流量下降，可诱发肾前性氮质血症。经扩容、利尿治疗后多可恢复，少数可发展为肾实质性急性肾衰竭，表现为无明显诱因出现少尿、无尿，经扩容、利尿无效，其发生机制可能是肾间质高度水肿压迫肾小管及大量蛋白管型阻塞肾小管，导致肾小管高压，肾小球滤过率骤减所致。

（4）其他：长期高脂血症易引起动脉硬化、冠心病等心血管并发症；长期大量蛋白尿可导致严重的蛋白质营养不良，儿童生长发育迟缓；免疫球蛋白减少致机体抵抗力下降，易发生感染；金属结合蛋白及维生素 D 结合蛋白丢失可致体内铁、锌、铜缺乏，以及钙、磷代谢障碍。

三、实验室及其他检查

1.尿液检查

尿蛋白定性一般为+++～++++，24 h 尿蛋白定量超过 3.5 g。尿中可有红细胞、颗粒管型等。

2.血液检查

血浆清蛋白低于 30 g/L，血中胆固醇、甘油三酯、低及极低密度脂蛋白均可增高，血 IgG 可降低。

3.肾功能检查

内生肌酐清除率正常或降低，血肌酐、尿素氮可正常或升高。

4.肾 B 超检查

双肾正常或缩小。

5.肾活组织病理检查

可明确肾小球病变的病理类型，指导治疗及判断预后。

四、诊断要点

根据大量蛋白尿、低蛋白血症、高脂血症、水肿等临床表现，排除继发性肾病综合征即可确立诊断，其中尿蛋白＞3.5 g/d、血浆清蛋白＜30 g/L 为诊断的必备条件。肾病综合征的病理类型有赖于肾活组织病理检查。

五、治疗要点

1.一般治疗

卧床休息至水肿消退，但长期卧床会增加血栓形成机会，故应保持适度的床上及床旁活动。肾病综合征缓解后，可逐步增加活动量。给予高热量、低脂、高维生素、低盐及富含可溶性纤维的饮食。肾功能良好者给予正常量的优质蛋白，肾功能减退者则给予优质低蛋白。

2.对症治疗

（1）利尿消肿：多数患者经使用肾上腺糖皮质激素和限水、限钠后可达到利尿消肿目的。经上述治疗水肿不能消退者可用利尿剂，包括①噻嗪类利尿药：常用氢氯噻嗪 25 mg，每天 3 次；②保钾利尿药：常用氨苯蝶啶 50 mg，每天 3 次作为基础治疗，与噻嗪类利尿药合用可提高利尿效果，减少钾代谢紊乱；③袢利尿药：常用呋塞米，20～120 mg/d；④渗透性利尿药：常用不含钠的低分子右旋糖酐静滴，随之加用袢利尿药可增强利尿效果，少尿者应慎用渗透性利尿剂，因其易与蛋白一起形成管型，阻塞肾小管；⑤静脉输注血浆或血浆清蛋白，提高胶体渗透压，同时加用袢利尿剂常有良好的利尿效果，但应严格掌握用药适应证，注意利尿不能过猛，以免血容量不足，诱发血栓形成和肾损害。

（2）减少尿蛋白：持续大量蛋白尿可致肾小球高滤过，加重损伤，促进肾小球硬化。应用 ACE 抑制剂和其他降压药，可通过有效控制高血压达到不同程度地减少尿蛋白的作用。

（3）降脂治疗：高脂血症可加速肾小球疾病的发展，增加心、脑血管病的发生率，故肾病综合征的高脂血症应予以治疗。大多数患者仅用低脂饮食难以控制血脂，需用降脂药物。羟甲基戊二酰辅酶 A 还原酶抑制剂如洛伐他汀等为首选的降脂药。

3.抑制免疫与炎症反应

抑制免疫与炎症反应为肾病综合征的主要治疗

（1）肾上腺糖皮质激素：肾上腺糖皮质激素可抑制免疫反应，减轻、修复滤过膜损害，并有抗炎、抑制醛固酮和抗利尿激素等作用。

激素的使用原则为起始足量，缓慢减药和长期维持。目前常用药为泼尼松，开始口服剂量 1mg（kg·d），8～12 周后每 2 周减少原用量的 10%，当减至 0.4～0.5 mg/（kg·d）时，维持 6～12 个月。激素可采用全天量顿服；维持用药期间，两天量隔天 1 次顿服，以减轻激素的不良反应。

（2）细胞毒药物：用于"激素依赖型"或"激素抵抗型"肾病综合征，常与激素合用。环磷酰胺为最常用的药物，每天 100～200 mg，分次口服，或隔天静脉注射，总量达到 6～8 g 后停药。

（3）环孢素：用于激素抵抗和细胞毒药物无效的难治性肾病综合征。环孢素可通过选择性抑制 T 辅助细胞及 T 细胞毒效应细胞而起作用。常用剂量为 5 mg/（kg·d），分 2 次口服，服药期间需监测并维持其血浓度谷值为 100～200 ng/mL。服药 2～3 个月后缓慢减量，只需服半年左右。

4.并发症防治

（1）感染：一般不主张常规使用抗生素预防感染，但一旦发生感染，应选择敏感强效及无肾毒性的抗生素进行治疗。

（2）血栓、栓塞：当血液出现高凝状态时应给予抗凝剂如肝素，并辅以血小板解聚药如双嘧达莫。

一旦出现血栓或栓塞时，应及早予尿激酶或链激酶溶栓，并配合应用抗凝剂。

（3）急性肾衰竭：利尿无效且达到透析指征时应进行透析治疗。

5.中医中药治疗

中医中药治疗如雷公藤等，具有抑制免疫、抑制系膜细胞增生、改善滤过膜通透性的作用，可与激素及细胞毒类药物联合应用。

六、护理评估

1.病史

（1）起病与症状特点：询问疾病的起始时间、急缓和主要症状。肾病综合征患者最常见和突出的症状是水肿，应详细询问患者水肿的发生时间、部位、程度、特点、消长情况，以及有无胸闷、气促、腹胀等胸腔、腹腔、心包积液的表现。询问有无肉眼血尿、血压异常和尿量减少。有无发热、咳嗽、咳痰、皮肤感染和尿路刺激征等感染征象。

（2）检查与治疗经过：了解是否曾做过尿常规、肾功能、肾B超等检查，其结果如何；是否已治疗过，并详细询问以往的用药情况，尤其是利尿剂激素、细胞毒药物等药物的类型、剂量、用法、疗程、疗效及不良反应等。

（3）心理-社会状况：本病病程长，易复发，部分患者可出现焦虑、悲观等不良情绪，评估时应注意了解患者的心理反应和患者的社会支持状况，如家庭成员的关心程度、医疗费用来源是否充足等。

2.身体评估

（1）一般状态：患者的精神状态、营养状况、生命体征和体重有无异常。

（2）水肿：水肿的范围、特点以及有无胸腔、腹腔、心包积液和阴囊水肿。

3.实验室及其他检查

（1）血液和尿液检查：检测尿蛋白、血浆清蛋白浓度、血脂浓度、肾功能等有无异常。

（2）肾活组织病理检查：了解本病的病理类型。

七、常用护理诊断/问题

1.体液过多

体液过多与低蛋白血症致血浆胶体渗透压下降等有关。

2.营养失调

低于机体需要量与大量蛋白尿、摄入减少及吸收障碍有关。

3.有感染的危险

有感染的危险与机体抵抗力下降、应用激素和（或）免疫抑制剂有关。

4.有皮肤完整性受损的危险

有皮肤完整性受损的危险与水肿、营养不良有关。

八、护理措施及依据

1.营养失调

低于机体需要量。

（1）饮食护理：一般给予正常量的优质蛋白，但当肾功能不全时，应根据内生肌酐清除率调整蛋白质的摄入量；供给足够的热量，每公斤体重不少于 $126\sim147$ kJ/d（$30\sim35$ kcal/d）；少食富含饱和脂肪酸的动物脂肪，多食富含多聚不饱和脂肪酸的植物油，并增加富含可溶性纤维的食物如燕麦、豆类等，以控制高脂血症；注意维生素及元素铁、钙等的补充；给予低盐饮食以减轻水肿，具体参见"水肿"的护理。

（2）营养监测：记录进食情况，评估饮食结构是否合理，热量是否充足。定期测量血浆清蛋白、血红蛋白等指标，评估机体的营养状态。

2.有感染的危险

（1）预防感染

1）保持环境清洁：保持病房环境清洁，定时开门窗通风换气，定期进行空气消毒，并用消毒药水拖地、擦桌椅，保持室内温度和湿度合适。尽量减少病区的探访人次，限制上呼吸道感染者探访。

2）预防感染指导：告知患者预防感染的重要性；协助患者加强全身皮肤、口腔黏膜和会阴部护理，防止皮肤和黏膜损伤；指导其加强营养和休息，增强机体抵抗力；遇寒冷季节，注意保暖。

（2）病情观察：监测生命征，注意体温有无升高；观察有无咳嗽，咳痰，肺部干，湿啰音，尿路刺激征，皮肤红肿等感染征象。

九、其他护理诊断/问题

1.知识缺乏

缺乏与本病有关的防治知识。

2.焦虑

焦虑与本病的病程长、易反复发作有关。

3.潜在并发症

血栓形成、急性肾衰竭、心脑血管并发症。

十、健康指导

（1）休息与运动：注意休息，避免劳累，同时应适当活动，以免发生肢体血栓等并发症。

（2）饮食指导：告诉患者优质蛋白、高热量、低脂、高膳食纤维和低盐饮食的重要性，指导患者根据病情选择合适的食物，并合理安排每天饮食。

（3）预防感染：避免受凉、感冒，注意个人卫生。

（4）用药指导：告诉患者不擅自减量或停用激素，介绍各类药物的使用方法、注意事项以及不良反应。

（5）自我病情监测与随访的指导：监测水肿、尿蛋白和肾功能的变化。注意随访。

第二节　血液透析滤过技术及护理

血液透析滤过（hemodifiltration，HDf）是血液透析（HD）和血液滤过（Hf）的结合，兼具有二者的优点。理论上，在单位时间内比单独的 HD 或 Hf 治疗清除更多的中小分子物质，因此普遍认为 HDf 是目前较好的透析治疗方法。现已广泛应用于临床，并成为血液净化骨干层护士必须掌握的专门技术。

一、血液透析滤过的基本原理

血液透析滤过是血液透析和血液滤过的联合，即通过弥散和对流两种机制同时进行溶质的清除。

在血液透析滤过过程中，血液中小分子物质的弥散的效率取决于膜的大小以及膜两侧的液体动力学，中分子物质的对流的速率则取决于膜的通透性、滤过率以及溶质的筛漏系数。与单纯的血液透析和血液滤过相比，进行 HDf 时，血流动力学稳定，较少发生低血压，单位时间内清除效率更高。

血液透析滤过已经成为近年来临床上被维持性血液透析患者推崇的理想的血液净化治疗模式。

二、血液透析滤过的适应证

1.顽固性高血压

药物和血液透析不能控制的顽固性高血压患者，应用 HDF 后，血压都恢复正常。可能与 HDF 时清除了血浆中某些加压物质有关。也可能与 HDF 时心血管系统及细胞外液比较稳定，减少了对肾素-血管紧张素系统的刺激有关。

2.水潴留和低血压

对于水潴留伴有低血压的患者，不可能通过血液透析排出足够的水分，因为透析早期即出现低血压和虚脱。这些患者如果改换 HDF，循环障碍的表现明显改善。HDF 最主要的优点就是能清除大量的液体而不引起低血压。

3.高血容量性心力衰竭

这类患者在血液透析时往往会加重病情，而 HDF 则可减轻或治疗这类心力衰竭，因为①HDF 可迅速清除过多的水分，减轻心脏前负荷；②虽然脱水效果好，使血容量减少，但它属于等渗脱水，使外周血管阻力增高，保持了血压稳定性；③清除大量水分后，血浆清蛋白浓度相对升高，有利于周围组织水分进入血管内，减轻水肿；④无须使用醋酸盐透析液，避免了由此引起的血管扩张和心脏收缩力抑制。由于上述种种优点，故对于利尿剂无反应的心功能不全患者，HDF 是一个有效的治疗方法。

HDF 虽然有它的有利一面，但使用起来也有它的缺点：①由于需要补充大量的置换液，所以费用高；②容量平衡失调，如果滤过器没有自动化容量平衡装置，全靠人工操作，不是容量不足产生低血压，就是容量过多而增加心脏负荷；③对小分子物质清除较血液透析差。

三、血液透析滤过的临床应用

（一）设备及物资准备

1.血液透析滤过器

血液透析滤过器是决定 HDf 治疗效果的关键，必须使用高通量的透析器，具有很高的超滤系数。选用的高通量透析器应具有以下特点：①理化性质稳定；②生物相容性好，无毒性；③不易吸附蛋白质；④对水分具有高通过性、高滤过率，如 f60、f80、17R、14S 等滤过器。

2.血液透析滤过机

血液透析滤过机与血液透析机除有相同监护装置外，另有置换液泵和液体平衡装置。血液透析滤过机可根据需要选择血液透析、血液滤过、血液透析滤过模式。因在 HDf 治疗中对液体平衡要求高，如果在治疗时液体置换过量或不足，均可导致容量性循环问题，甚至危及生命。所以，血液透析滤过机需保持连续监测液体平衡的有效功能，以保证滤出液与置换液进出的平衡。现代的血液透析滤过机还能够在线生产超纯透析液，作为置换液使用。

3.在线生产的超纯透析液（on-line 置换液）

在线生成置换液的方法是指由反渗水和浓缩液（或粉末）通过透析机的比例配制生成的透析液，大部分进入血液滤过器膜外完成透析功能，少部分流经机器内置的聚砜膜、双聚合膜或聚酰胺膜细菌过滤器，经过 1～2 次滤过，形成无菌置换液后由置换液管路输入体内。

4.专用置换液输入管路

不同的血液透析滤过机配置有与之配套的置换液输入管路。

（二）血管通路

血液透析滤过的血管通路与血液透析相同，用动静脉内瘘或中心静脉留置导管。为了达到理想的治疗效果，血流量要求较血液透析高，一般应大于 250 mL/min。

（三）置换液补充方法

1.前稀释法

前稀释法，是指置换液于滤器前的动脉端输入。该方法的特点是血液在进入滤器前已被稀释，不易在滤过膜上形成覆盖物，可延长滤器的使用寿命；输入的置换液在经过滤器时可通过超滤排除，因此输入的置换液量不受限制，但成本增加，对溶质的清除率低于后稀释法。

2.后稀释法

后稀释法是指置换液于滤器后的静脉端输入，为稳定期的维持性血液透析患者最常用置换液补充方式。其特点是清除率高，可减少置换液用量，输入量小于或等于血流量的 30%；但在血液流进滤器时水分大量被超滤，会因血液浓缩在滤过器膜上形成覆盖物导致滤器凝血的可能性增加。

3.置换液使用量

治疗所需的置换液量计算方法：每周置换液交换量（L）=每日蛋白质摄入量（g）×0.12×7/0.7（g/L），其中，0.12 为每克蛋白质代谢所产生的尿素氮的克数，7 为每周的天数，0.7 为滤过液中平均尿素氮浓度。进行血液透析滤过时，利用后稀释法输入置换液，通常的补充量为 50～100 mL/min。在治疗的单元时间内（通常为 4 h），置换液输入的总量应达到 12～20 L。

（四）抗凝方法

血液透析滤过的抗凝剂可用普通肝素或低分子量肝素，用量可参照普通血液透析方法。

四、血液透析滤过的并发症

除可能发生与普通血液透析相同的并发症如低血压、出血、破膜漏血、凝血、空气栓塞等外,由于 HDf 治疗的特殊性还可能导致技术及置换液污染带来的严重并发症。

（一）技术并发症

出入量控制失误、在超滤过程中丢失机体的有益成分、置换液组分不当、容量负荷过重等。

（二）置换液被污染

置换液被污染包括败血症、内毒素休克、溶血。

（三）缺失综合征

高通量血液透析能增加可溶性维生素、蛋白、微量元素和小分子多肽等物质的丢失。因此,在行血液透析滤过治疗时,应及时补充营养。

五、护理要点

血液透析与血液透析滤过虽在治疗方法上、治疗效果方面有一定区别,但护理要点大多一致。

（一）治疗前准备

1.患者的健康教育

患者的健康教育包括:①向患者讲解进行该治疗的目的,取得患者的配合;②签署治疗同意书;③如果滤器需要复用,应签署滤器复用知情同意书。

2.治疗前评估

治疗前评估包括:①了解治疗期间的体重及血压的变化情况,准确地评估干体重,为设置适当的超滤量提供依据;②评估患者降压药的使用情况,嘱患者治疗前停服降压药,以免导致低血压,影响治疗;③了解是否有出血倾向,为及时调整相应的抗凝处方提供依据;④了解血管通路情况,内瘘有无闭塞,静脉置管有无感染及阻塞等。

3.机器的准备

利用机器语言提示完成机器特别是滤过装置的准备,根据医嘱准确设置各项参数。

4.严格核对

严格执行"三查七对",确保治疗的准确实施。

（二）治疗中护理

（1）治疗过程中护士应加强巡视，密切监测机器是否正常运转、血管通路有无异常以及患者生命体征的变化。

（2）护士应重视患者治疗中的主诉和要求，做好耐心解释工作，缓解患者的紧张情绪和不安，满足患者合理的需求。

（3）通路的护理。观察通路处有无出血、血肿发生，保证通路的正确固定及治疗所需的流量。

（三）治疗后护理

（1）血液透析滤过在清除毒素和代谢产物的同时还会丢失大量营养物质，应指导患者增加优质蛋白质、维生素、微量元素及矿物质的摄入。

（2）水平衡的要求同普通血液透析。

（四）院内感染的预防

1.保证在线置换液的使用安全

①定期更换外置的置换液细菌滤过器，严格按照厂家规定的使用寿命使用，一般使用 100～150 次或连续使用 900h 后应立即更换；②现用现配碳酸氢盐浓缩液（B 液），建议有条件的透析中心使用干粉筒，利用机器自动稀释碳酸氢盐液，减少或避免细菌繁殖。

2.透析机的消毒处理

每日透析结束后，用 50%的枸橼酸加热脱钙消毒透析剂，每周一次化学消毒。

3.反渗水质量保证

反渗水要每月进行细菌培养、每 3 个月进行一次内毒素检测，每日检测水质，透析机需每月进行维护。

第三节 血浆置换技术及护理

血浆置换（plasma exchange，PE）指通过血液净化技术清除血浆中诸如自身抗体、免疫复合物、毒物等大分子物质，以治疗多种免疫性疾病、毒物中毒等患者的方法。

一、原理血浆置换

利用体外循环治疗原理将患者的血液经离心法或膜分离法分离成血浆和细胞成分后，弃去含自身抗体、免疫复合物、高黏稠物质、与蛋白结合的毒素等的患者血浆，迅速清除疾病相关因子、过多的异常血浆成分，然后将细胞成分以及补充的平衡液、血浆、清蛋白溶液回输入体内，增强网状内皮细胞功能以及补充机体所需物质的一种体外血液净化疗法。目前，可被用于多种疾病的治疗，如冷球蛋白血症、抗肾小球基底膜病、吉兰一巴雷综合征、高黏滞综合征、血小板减少症等。

二、适应证

（一）血液系统疾病

血液系统疾病包括冷球蛋白血症、血小板减少症、新生儿溶血、血友病、多发性骨髓瘤。

（二）免疫性疾病

抗肾小球基底膜病、吉兰-巴雷综合征、重症肌无力、急进性肾小球肾炎、抗中性粒细胞胞浆抗体阳性的系统性血管炎、系统性红斑狼疮（尤其是狼疮性脑病）、类风湿关节炎。

（三）代谢性疾病

如纯合子家族性高胆固醇血症、高黏滞综合征。

（四）其他

药物过量、与蛋白质结合的物质中毒、肾移植。

三、血浆分离技术

目前有两种血浆分离技术，即离心式血浆分离和膜式血浆分离。临床上血液净化治疗常采用膜式血浆分离技术，而作为血液疾病的治疗采用离心式血浆分离技术。

（一）膜式血浆分离法

膜式血浆分离法也称血浆滤过法。

1.一次膜分离法

一次膜分离法也称单滤过，是临床较常用的方法。治疗时用血浆分离器一次性分离血细胞与血浆，将分离出来的血浆成分全部除去，再置换与除去量相等量的新鲜冷冻血浆或清蛋白溶液。一次膜分离法可补充凝血因子，并能排除含有致病物质的血浆成分。但是其存在因使用他人的血浆而有被感染的可能性。采用该方法时必须选用新鲜血浆或清蛋白溶液。

2.二次膜分离法

二次膜分离法又称双重滤过血浆置换。先用血浆分离器分离出血细胞和血浆，再将分离出的血浆引入膜孔径较小的血浆成分分离器，使高分子免疫球蛋白被滞留而除去，以清蛋白为主的有用物质则随血细胞一起回输入体内。

（二）离心式血浆分离法

把血液抽到特制的离心槽内，在离心力作用下，各种成分由于密度不同而采用不同的离心速度，实现血浆与血细胞的分离。用于红细胞增多症、白血病、血栓性疾病的治疗，已不常用该法。

四、临床应用

（一）设备与物资

（1）普通血液透析机、床旁透析机（CRRT 机）。

（2）血浆分离器。常用膜式血浆分离器，是一种高分子聚合物制成的空心纤维型分离膜。血浆通过孔径为 0.2～0.6 μm 的膜，从全血中滤出，一般能除去分子量为 3000000～4000000 Da 的物质，血细胞成分不能滤过。

（3）血管通路管、其他的配套医用耗材。

（4）置换液。

临床常用的置换液包括晶体液和胶体液两种。①晶体液，包括林格液、生理盐水、葡萄糖生理盐水；②胶体液，包括血浆代用品（中、低分子右旋糖酐；羟乙基淀粉）和血浆制品（新鲜冷冻血浆和4%～5%清蛋白）。

（二）使用置换液的原则

（1）置换液补充时先使用晶体再补充胶体。

（2）某些疾病存在低蛋白血症时，置换液主要是清蛋白或其他胶体溶液。

（3）等量置换、出入速度相同、渗透压相同、维持电解质平衡。

（4）适当补充免疫球蛋白和凝血因子。

（5）注意置换液的无毒性、在体内不蓄积，减少病毒污染机会。

（三）治疗方法

1.置换治疗

血浆置换时必须选择后稀释法，而且是等量置换。一般治疗的间隔时间为1～2 d，连续3～5次为1个疗程，每小时置换血浆量为1000～2000 mL，每次置换总量为2000 mL。

2.抗凝方法

肝素、低分子量肝素或枸橼酸钠作为抗凝剂，根据患者病情而定。但几乎所有的离心式血浆分离技术均采用枸橼酸钠抗凝。

五、并发症预防及护理要点

血浆置换治疗相关的并发症主要与置换液有关。此外抗凝方法的不同也可能导致不同的并发症。因此该治疗的护理关键是并发症预防。

（一）过敏反应

1.原因及临床表现

输注的新鲜冷冻血浆中含有各种凝血因子、补体和清蛋白，导致机体发生过敏反应。严重时出现喉头水肿、过敏性休克。

2.预防和护理

治疗前应询问患者有无过敏史，严格执行"三查七对"，核对血型。可给予地塞米松 5～10 mg 或 10%葡萄糖酸钙 20 mL 静脉注射预防；输注血浆时速度不宜过快，根据患者情况，决定置换液量的速度。在输注血浆时，密切观察患者发生寒战、高热、皮疹、低血压、喉头水肿等过敏反应症状，及时通知医师作相应处理，严重时应及时停药治疗，并做好相应记录。

（二）出血

1.原因及临床表现

有些患者本身有出血倾向，治疗过程中凝血因子、血小板消耗，血小板破坏，抗凝药物使用剂量过大等因素都有可能导致治疗后出血加重，表现为多个部位如皮肤、牙龈、消化道出血。需要正确地动态评估。

2.预防和护理

严格按照治疗、护理常规操作规程：①治疗前常规检测患者的凝血功能，根据医嘱决定抗凝剂种类、剂量或无肝素治疗；②由熟练的护士操作，避免反复多次穿刺损伤局部皮肤血管；③治疗中严密观察皮肤黏膜及其他部位有无出血，若是高危出血患者，治疗结束时可用鱼精蛋白中和肝素，以防出血。

（三）低血压

1.原因及临床表现

主要原因：①原发疾病存在低血压，建立体外循环后更明显；②冷冻血浆、清蛋白等制品过敏，透析膜生物不相容反应；③设置超滤速度过快而补充血浆、清蛋白制剂速度太慢；④补充晶体液过多；⑤治疗时使用降压药物。

2.预防和护理

①治疗前注意观察患者血压、心率等生命体征变化，评估营养状态，停服降压药物、适当补液；必要时给予糖皮质激素。②治疗中保持血浆交换平衡及血容量相对稳

定。一般体外循环的血流量应控制在 100 mL/min 左右，血浆流速为 20～40 mL/min。③清蛋白较低时，应尽量补充胶体溶液。④治疗过程中每 30 min 测一次血压。若血压下降，加快输液速度，减慢血浆出量，延长血浆置换时间，严重时使用血管活性药物或停药治疗。

（四）低钙血症

1.原因及临床表现

新鲜血浆含有枸橼酸钠，输入新鲜血浆过多、过快容易导致低钙血症，患者出现口周麻木、腿麻及小腿肌肉抽搐等低钙血症表现，严重时发生心律失常。

2.预防和护理

严密观察患者有无低钙血症表现如口周麻木、腿麻、肌肉痉挛、恶心、呕吐，甚至昏迷。必要时可静脉注射 10%葡萄糖酸钙 10 mL 或氯化钙 10～20 mL（注射时间不低于 15 min）。

（五）感染

1.原因

可能与免疫球蛋白或补体的清除有关。使用清蛋白作为置换液，低免疫球蛋白血症会持续几周时间，若患者须联合使用免疫抑制剂治疗原发病，感染的概率可能大大增加。

2.预防和护理

严格掌握输入血浆的适应证，严格无菌操作，配置换液时需认真核对、检查、消毒，现配现用。对于有明显感染可能的患者可使用大剂量免疫球蛋白；对于需要大量新鲜冷冻血浆治疗的患者，可以注射乙肝疫苗来预防乙型肝炎病毒感染。

（六）低钾血症

清蛋白溶液中不含钾离子，因此每升清蛋白溶液中加入 4 mmol 氯化钾有助于减少该类并发症发生。

（七）药物

同时被清除与常规的血液透析技术相比，血浆置换治疗能够清除与蛋白质结合率高的药物如环磷酰胺、地高辛、泼尼松等，所以在治疗期间应注意监测血药浓度，适当调整用药剂量。

第五章　　普外科疾病护理

第一节　胃食管反流病

胃食管反流病（gastro esophageal reflux disease，GERD）是一种因胃和（或）十二指肠内容物反流入食管引起胃灼热、反流、胸痛等症状和（或）组织损害的综合征，包括食管综合征和食管外综合征。食管综合征有典型反流综合征、反流胸痛综合征及伴食管黏膜损伤的综合征，如反流性食管炎（refluxesophagitis，RE）、反流性狭窄、Barrett食管（barrett's esophagus，BE）及食管腺癌。食管外综合征有反流性咳嗽综合征、反流性喉炎综合征、反流性哮喘综合征及反流性蛀牙综合征，还可能有咽炎、鼻窦炎、特发性肺纤维化及复发性中耳炎。

根据内镜下表现的不同，GERD可分为非糜烂性反流病（non-erosive reflux disease，NERD）、RE、BE，我国60%～70%的GERD表现为NERD。

一、病因和发病机制

与GERD发生有关的机制包括抗反流防御机制的削弱、食管黏膜屏障的完整性破坏及胃、十二指肠内容物反流对食管黏膜的刺激等。

（一）抗反流机制的削弱

抗反流机制的削弱是GERD的发病基础，包括食管下括约肌（lower esophageal sphincter，LES）功能失调、食管廓清功能下降、食管组织抵抗力损伤、胃排空延迟等。

1.LES功能失调

LES功能失调在GERD发病中起重要作用，其中LES压力降低、一过性食管下括约肌松弛（transient lower esophageal sphincter relaxation，TLESR）及裂孔疝是引起GERD

的三个重要因素。

LES 正常长 3～4 cm，维持 10～30 mmHg 的静息压，是重要的抗反流屏障。当 LES 压力<6 mmHg 时，即易出现胃食管反流。即使 LES 压力正常，也不一定就没有胃食管反流。近年来的研究表明 TLESR 在 GERD 的发病中有重要作用。TLESR 系指非吞咽情况下 LES 发生自发性松弛，可持续 8～10 s，长于吞咽时 LES 松弛，并常伴胃食管反流。TLESR 是正常人生理性胃食管反流的主要原因，目前认为 TLESR 是小儿胃食管反流的最主要因素，胃扩张（餐后、胃排空异常、空气吞入）是引发 TLESR 的主要刺激因素。裂孔疝破坏了正常抗反流机制的解剖和生理，使 LES 压力降低并缩短了 LES 长度，削弱了膈肌的作用，并使食管蠕动减弱，故食管裂孔疝是胃食管反流重要的病理生理因素。

2.食管、胃功能下降

（1）食管：健康人食管借助正常蠕动可有效清除反流入食管的胃内容物。GERD 患者由于食管原发和继发蠕动减弱，无效食管运动发生率高，有如硬皮病样食管，致食管廓清功能障碍，不能有效廓清反流入食管的胃内容物。

（2）胃：胃轻瘫或胃排空功能减弱，胃内容物大量潴留，胃内压增加，导致胃食管反流。

（二）食管黏膜屏障

食管黏膜屏障是食管黏膜上皮抵抗反流物对其损伤的重要结构，包括食管上皮前（黏液层、静水层和黏膜表面 HCO_3^- 所构成的物理化学屏障）、上皮（紧密排列的多层鳞状上皮及上皮内所含负离子蛋白和 HCO_3^- 可阻挡和中和 H^+）及上皮后（黏膜下毛细血管提供 HCO_3^- 中和 H^+）屏障。当屏障功能受损时，即使是正常反流亦可致食管炎。

（三）胃、十二指肠内容物反流

胃食管反流时，含胃酸、胃蛋白酶的胃内容物，甚至十二指肠内容物反流入食管，引起胃灼热、反流、胸痛等症状，甚至导致食管黏膜损伤。难治性 GERD 常伴有严重的胃食管反流。Vaezi 等发现，混合反流可导致较单纯反流更为严重的黏膜损伤，二者可能存在协同作用。

二、流行病学

GERD 是一种常见病，在世界各地的发病率不同，欧美发病率为 10%～20%，南美发病率约为 10%，亚洲发病率约为 6%。无论在西方还是在亚洲，GERD 的发病率均呈上升趋势。

三、病理

RE 的病理改变主要有食管鳞状上皮增生，黏膜固有层乳头向表面延伸，浅层毛细血管扩张、充血和（或）出血，上皮层内中性粒细胞和淋巴细胞浸润，严重者可有黏膜糜烂或溃疡形成。慢性病变可有肉芽组织形成、纤维化以及 Barrett 食管改变。

四、临床表现

GERD 的主要临床表现包括以下内容。

（一）食管表现

1.胃灼热

胃灼热是指胸骨后的烧灼样感觉，胃灼热是 GERD 最常见的症状。胃灼热的严重程度不一定与病变的轻重程度一致。

2.反流

反流是指胃内容物反流入口中或下咽部的感觉，此症状多在胃灼热、胸痛之前发生。

3.胸痛

胸痛作为 GERD 的常见症状，日渐受到临床的重视。可酷似心绞痛，对此有时单从临床很难做出鉴别。胸痛的程度与食管炎的轻重程度无平行关系。

4.吞咽困难

吞咽困难是指患者能感觉到食物从口腔到胃的过程发生障碍，吞咽困难可能与咽喉部的发胀感同时存在。引起吞咽困难的原因很多，包括与反流有关的食管痉挛、食管运动功能障碍、食管瘢痕狭窄及食管癌等。

5.上腹痛

上腹痛也可以是 GERD 的主要症状。

（二）食管外表现

1.咽喉部表现

如慢性喉炎、慢性声嘶、发音困难、声带肉芽肿、咽喉痛、流涎过多、癔球症、颈部疼痛、牙周炎等。

2.肺部表现

如支气管炎、慢性咳嗽、慢性哮喘、吸入性肺炎、支气管扩张、肺脓肿、肺不张、咯血及肺纤维化等。

五、相关检查

（一）上消化道内镜

对 GERD 患者，内镜检查可确定是否有 RE 及病变的形态、范围与程度；同时可取活体组织进行病理学检查，明确有无 BE、食管腺癌；还可进行有关的治疗。但内镜检查不能观察反流本身，内镜下的食管炎也不一定都由反流引起。

洛杉矶分级是目前国际上最为广泛应用的内镜 RE 分级方案，根据内镜下食管黏膜破损的范围和形状，将 RE 划分为 A～D 级。

A：一处或多处≤5mm 的食管黏膜破损，病变之间无融合。

B：一处或几处＞5mm 的食管黏膜破损，病变之间无融合。

C：一处或几处食管黏膜破损，病变之间相互融合，但未超过食管环周的 75%。

D：一处或几处食管黏膜破损，病变之间相互融合，至少累及食管环周的 75%。

（二）其他检查

1.24 h 食管 pH 监测

24 h 食管 pH 监测是最好的定量监测胃食管反流的方法，已作为 GERD 诊断的金标准。最常使用的指标是 pH＜4 总时间。该方法有助于判断反流的有无及其和症状的关系，以及疗效不佳的原因。其敏感性与特异性分别为 79%～90% 和 86%～100%。该检查前 3~5 d 停用改变食管压力的药物（胃肠动力剂、抗胆碱能药物、钙通道阻滞药、硝酸盐类药物、肌肉松弛剂等）、抑制胃酸的药物（PPI、H_2RA、抑酸药）。

近年无线食管 pH 胶囊（bravo 胶囊）的应用使食管 pH 监测更为方便，易于接受，且可行食管多部位（远端、近端及下咽部等）及更长时间（48~72 h）的监测。

2.食管测压

可记录 LES 压力、显示频繁的 TLESR 和评价食管体部的功能。单纯用食管压力来诊断胃食管反流并不十分准确，其敏感性约 58%，特异性约 84%。因此，并非所有的 GERD 患者需做食管压力测定，仅用于不典型的胸痛患者或内科治疗失败考虑用外科手术抗反流者。

3.食管阻抗监测

通过监测食管腔内阻抗值的变化来确定是液体或气体反流。目前食管腔内阻抗导管均带有 pH 监测通道，可根据 pH 和阻抗变化进一步区分酸反流（pH<4）、弱酸反流（pH 在 4~7）以及弱碱反流（pH>7），用于 GERD 的诊断，尤其有助于对非酸反流为主的 NERD 患者的诊断、抗反流手术前和手术后的评估、难治性 GERD 病因的寻找、不典型反流症状的 GERD 患者的诊断以及确诊功能性胃灼热患者。

4.食管胆汁反流测定

用胆汁监测仪（bilitec 2000）测定食管内胆红素含量，从而了解有无十二指肠胃食管反流。现有的 24 h 胆汁监测仪可得到胆汁反流次数、长时间反流次数、最长反流时间和吸收值≥0.14 的总时间及其百分比，从而对胃食管反流做出正确的评价。因采用比色法检测，必须限制饮食中的有色物质。

5.胃肠道 X 线钡餐

对观察有无反流及食管炎均有一定的帮助，还有助于排除其他疾病和发现有无解剖异常，如膈疝，有时胃肠道钡餐检查还可发现内镜检查没有发现的、轻的食管狭窄，但钡餐检查的阳性率不高。

6.胃-食管放射性核素闪烁现象

此为服用含放射性核素流食后，以γ照相机检测放射活性反流的技术。本技术有90%的高敏感性，但特异性低，仅为36%。

7.GERD 诊断问卷

让疑似 GERD 患者回顾过去 4 周的症状以及症状发作的频率，并将症状由轻到重分为 0～5 级，评估症状程度，总分超过 12 分即可诊断为 GERD。

8.质子泵抑制剂（proton pumpinh ibitors，PPI）试验对疑似 GERD 的患者，可服用标准剂量 PPI，每天 2 次，用药时间为 1～2 周。患者服药 3～7 d 后，若症状消失或显著好转，本病诊断可成立。其敏感性和特异性均可达 60%以上。但本试验不能鉴别恶性疾病，且可因用 PPI 而掩盖内镜所见。

9.超声诊断

超声诊断直观性好，诊断敏感性高，并且对患者的损伤性小。B 超诊断 GERD 标准为至少在 2 次不同时间内观察到反流物充满食管下段和胃与食管间液体来回移动可诊断为 GERD。

六、诊断

由于 GERD 临床表现多种多样，症状轻重不一，有的患者可能有典型的反流症状，但内镜及胃食管反流检测无异常；而有的患者以其他器官系统的症状为主要表现，给 GERD 的诊断造成一定的困难。因此，GERD 的诊断应结合患者的症状及实验室检查综合判断。

1.RE 的诊断

有胃食管反流的症状，内镜可见累及食管远端的食管炎，排除其他原因所致的食管炎。

2.NERD 的诊断

有胃食管反流的症状，内镜无食管炎改变，但实验室检查有胃食管反流的证据，如①24 h 食管 pH 监测阳性；②食管阻抗监测、食管胆汁反流测定、静息放射性核素检查或钡餐检查显示胃食管反流；③食管测压示 LES 压力降低或 TLESR，或食管体部蠕动波幅降低。

七、治疗

GERD 的治疗目标为充分缓解症状，治愈食管炎，维持症状缓解和胃镜检查的缓解，治疗或预防并发症。

1.GERD 的非药物治疗

非药物治疗指生活方式的指导，避免一切引起胃食管反流的因素等。如要求患者饮食不宜过饱；忌烟、酒、咖啡、巧克力、酸食和过多脂肪；避免餐后立即平卧。对仰卧位反流，抬高床头 10 cm 就可减轻症状。对于立位反流，有时只要患者穿宽松衣服，避免牵拉、上举或弯腰就可减轻。超重者在减肥后症状会有所改善。某些药物能降低 LES 的压力，导致反流或使其加重，如抗胆碱能药物、钙通道阻滞药、硝酸盐类药物、肌肉松弛剂等，对 GERD 患者尽量避免使用这些药物。

2.GERD 的药物治疗

（1）抑酸药：抑酸药是治疗 GERD 的主要药物，主要包括 PPI 和 H_2 受体拮抗剂（histamine2 receptor antagonist，H_2RA），PPI 症状缓解最快，对食管炎的治愈率最高。虽然 H_2RA 疗效低于 PPI，但在一些病情不是很严重的 GERD 患者中，采用 H_2RA 仍是有效的。

（2）促动力药：促动力药可用于经过选择的患者，特别是作为酸抑制治疗的一种辅助药物。对大多数 GERD 患者，目前应用的促动力药不是理想的单一治疗药物。

①多巴胺受体拮抗剂：此类药物能促进食管、胃的排空，增加 LES 的张力。此类药物包括甲氧氯普胺（metoclopramide）和多潘立酮（domperidone），常用剂量为 10 mg，每天 3～4 次，睡前和餐前服用。前者如剂量过大或长期服用，可导致锥体外系神经症状，故老年患者慎用；后者长期服用亦可致高催乳素血症，产生乳腺增生、泌乳和闭经等不良反应。

②非选择性 $5-HT_4$ 受体激动剂：此类药能促进肠肌丛节后神经释放乙酰胆碱而促

进食管、胃的蠕动和排空，从而减轻胃食管反流。目前常用的为莫沙必利（mosapride），常用剂量为 5 mg，每天 3～4 次，饭前 15～30 min 服用。

③伊托必利（itopride）：此类药可通过阻断多巴胺 D_2 受体和抑制胆碱酯酶的双重功能，起到加速胃排空、改善胃张力和敏感性、促进胃肠道动力的作用。该药消化道特异性高，对心脏、中枢神经系统、泌乳素分泌的影响小，在 GERD 治疗方面具有长远的优势。常用剂量为 50 mg，每天 3～4 次，饭前 15～30 min 服用。

（3）黏膜保护剂：对控制症状和治疗反流性食管炎有一定疗效。常用的药物有硫糖铝 1 g，每天 3～4 次，饭前 1 h 及睡前服用；铝碳酸镁 1 g，每天 3～4 次，饭前 1 h 及睡前服用，具有独特的网状结构，既可中和胃酸，又可在酸性环境下结合胆汁酸，对于十二指肠胃食管反流有较好的治疗效果。枸橼酸铋钾盐（tripotassium dicitrato bismuthate，TDB），480 mg/d，分 2～4 次于饭前及睡前服用。

（4）γ-氨基丁酸（GABA）受体抑制剂：由于 TLESR 是发生胃食管反流的主要机制，因此 TLESR 成为治疗的有效靶点。对动物及人类研究显示，GABA 受体抑制剂巴氯芬（baclofen）可抑制 TLESR，可能是通过抑制脑干反射而起作用的。巴氯芬对 GERD 患者既有短期作用，又有长期作用，可显著减少反流次数和缩短食管酸暴露时间，还可明显改善十二指肠胃食管反流及其相关的反流症状，是目前控制 TLESR 发生率最有前景的药物。

（5）维持治疗：因为 GERD 是一种慢性疾病，持续治疗对控制症状及防止并发症是适当的。

3.GERD 的内镜抗反流治疗

为了避免 GERD 患者长期需要药物治疗及手术治疗风险大的缺点，内镜医师在过去的几年中在内镜治疗 GERD 方面作出了不懈的努力，通过这种方法改善 LES 的屏障功能，发挥其治疗作用。

（1）胃镜下腔内折叠术：该方法是将一种缝合器安装在胃镜前端，于直视下在齿状线附近缝合胃壁组织，形成皱褶，增加贲门口附近紧张度、"延长腹内食管长度"

及形成皱褶，以阻挡胃肠内容物的反流。包括黏膜折叠方法和全层折叠方法。

（2）食管下端注射法：指内镜直视下环贲门口或食管下括约肌肌层注射无活性低黏度膨胀物质，增加 LES 的功能。

（3）内镜下射频治疗：该方法是将射频治疗针经活检孔道送达齿状线附近，刺入食管下端的肌层进行热烧灼，使肌层"纤维化"，增加食管下端张力。

内镜治疗 GERD 的安全性及可能性已经多中心研究所证明，且显示大部分患者可终止药物治疗，但目前仍缺乏严格的大样本多中心对照研究。

4.GERD 的外科手术治疗

对 GERD 患者行外科手术治疗时，必须掌握严格的适应证，主要包括：①需长期用药维持，且用药后症状仍然严重者；②出现严重并发症，如出血、穿孔、狭窄等，经药物或内镜治疗无效者；③伴有严重的食管外并发症，如反复并发肺炎、反复发作的难以控制的哮喘、咽喉炎，经药物或内镜治疗无效者；④疑有恶变倾向的 BE；⑤严重的胃食管反流而不愿终身服药者；⑥仅对大剂量质子泵抑制剂起效的年轻患者，如有严重并发症（出血、狭窄、BE）。

临床应用过的抗反流手术方法较多。目前治疗 GERD 的手术常用 Nissen 胃底折叠术、Belsey 胃底部分折叠术。各种抗反流手术治疗的效果均应通过食管 24 h 的 pH 测定、内镜及临床表现进行综合评价。

近十几年来，腹腔镜抗反流手术得到了长足的发展。腹腔镜胃底折叠术是治疗 GERD 疗效确切的方法，是治疗 GERD 的主要选择之一，尤其对于年轻、药物治疗效果不佳、伴有裂孔疝的患者。与常规开放手术相比较，腹腔镜手术具有创伤小、术后疼痛轻和患者恢复快的优点，特别适用于年老体弱、心肺不佳的患者。但有研究表明，术后并发症高达 30%，包括吞咽困难、不能打嗝、腹泻及肛门排气等。约 62% 的患者在接受抗反流手术 10 年后仍需服用 PPI 治疗。因此，内科医师在建议 GERD 患者行腹腔镜胃底折叠术前应注意这些并发症，严格选择患者。

5.并发症的治疗

（1）食管狭窄的治疗：早期给予有效的药物治疗是预防 GERD 患者食管狭窄的重要手段。内镜扩张疗法是治疗食管狭窄所致吞咽困难的有效方法。扩张疗法所需食管扩张器有各型探条、气囊、水囊及汞橡胶扩张器等。常将食管直径扩张至 14 mm 或 44F。患者进行有效的扩张食管治疗后，应用 PPI 或 H_2RA 维持治疗，避免食管再次狭窄。手术是治疗食管狭窄的有效手段。常在抗反流术前或术中同时使用食管扩张疗法。

（2）BE 的治疗。

①药物治疗：长期 PPI 治疗不能缩短 BE 的病变长度，但可促进部分患者鳞状上皮再生，降低食管腺癌发生率。选择性 COX-2 抑制剂有助于减少患食管癌，尤其是腺癌的风险。

②内镜治疗：目前常采用的内镜治疗方法有各种方式的内镜消融治疗和内镜下黏膜切除术等。适应证为伴有异型增生和黏膜内癌的 BE 患者，超声内镜检查有助于了解病变的深度，有助于治疗方式的选择。

③手术治疗：对已证实有癌变的 BE 患者，原则上应手术治疗。手术方法同食管癌切除术，胃肠道重建多用残胃或结肠，少数用空肠。

④抗反流手术：包括外科手术和内镜下抗反流手术。虽然能在一定程度上改善 BE 患者的反流症状，但不能影响其自然病程，远期疗效有待证实。

八、护理评估

（一）健康史

询问患者症状出现的时间、频率和严重程度；了解患者饮食习惯如有无进食高脂食物、含咖啡因饮料等；有无烟酒嗜好；有无肥胖及其他疾病，是否服用对食管下括约肌压力有影响的药物等。

（二）身体评估

GERD 的临床表现多样，轻重不一。

1.反流症状

常见症状有反酸、反食、嗳气等。常于餐后特别是饱餐后、平卧时发生,有酸性液体或食物从胃及食管反流到口咽部。反酸常伴胃灼热,是 GERD 最常见的症状。

2.反流物刺激食管引起的症状

常见症状有胃灼热、胸痛、吞咽痛等。胃灼热是一种胸骨后发热、烧灼样不适,常于餐后(尤其是饱食或脂肪餐)1 h 出现,躯体前屈或用力屏气时加重,站立或坐位时或服用抗酸药物后可缓解。一般认为是由于酸性反流物刺激食管上皮下的感觉神经末梢所致。反流物也可刺激机械感受器引起食管痉挛性疼痛,严重者可放射到颈部、后背、胸部,有时酷似心绞痛症状。部分患者可有吞咽痛和吞咽困难,常为间歇性发作,系食管动力异常所致,晚期可呈持续性进行性加重,常提示食管狭窄。

3.食管以外刺激的临床表现

如咽部异物感、咳嗽、咽喉痛、声音嘶哑等。部分患者以咳嗽、哮喘为主要症状,系因反流物吸入呼吸道,刺激支气管黏膜引起炎症和痉挛;或因反流物刺激食管黏膜感受器,通过迷走神经反射性引起支气管痉挛所致。

4.并发症

(1)上消化道出血:由于食管黏膜炎症、糜烂和溃疡所致,多表现为黑便,呕血较少。

(2)食管狭窄:重度反流性食管炎可因食管黏膜糜烂、溃疡,使纤维组织增生,瘢痕形成致食管狭窄,患者表现为渐进性吞咽困难,尤以进食固体食物时明显。

(3)Barrett 食管:食管黏膜因受反流物的慢性刺激,食管与胃交界处的齿状线 2 cm 以上的鳞状上皮被化生的柱状上皮替代,称为 Barrett 食管,是食管腺癌的主要癌前病变。

(三)辅助检查

1.内镜检查

内镜检查是诊断反流性食管炎的最准确方法,并能判断反流性食管炎的严重程度和有无并发症。内镜下可见食管下段黏膜充血、水肿、糜烂，伴有浅表性溃疡和渗出物，晚期可见瘢痕形成和狭窄。

2.食管 X 线钡餐检查

可见食管蠕动变弱，食管下段黏膜皱襞粗乱，有时可见小龛影及狭窄现象；头低位时可显示胃内钡剂反流入食管。其对胃食管反流病诊断的敏感性及特异性均较内镜检查低。

3.24 h 食管 pH 监测

有助于明确在生理活动状态下有无过多的胃食管反流，且有助于明确患者的症状是否与酸反流有关，也可以用来监测正在治疗中的患者酸反流的控制情况。目前常用的观察指标是 24 h 食管内 pH<4 的百分比、pH<4 的次数、持续 5 min 以上的反流次数以及最长反流持续时间。胆汁反流可用 24 h 胆汁监测仪（Bilitec-2000）测定。

4.食管内测压

正常人食管下括约肌压力为 10~30 mmHg，食管下括约肌压力低于 10 mmHg 提示可能出现胃食管反流。

5.质子泵抑制剂（PPI）试验性治疗

PPI 试验是应用较高剂量 PPI 在较短时间内对怀疑胃食管反流病的患者进行诊断性治疗。PPI 试验的敏感性与 pH 监测相似，可达 80%。

（四）心理-社会评估

重点评估患者的心理状况、工作及生活中的压力及其对生理、心理状况的影响。如有无严重的焦虑或抑郁，对疾病知识的了解程度等。精神紧张、情绪变化和抑郁等均可影响食管动力和感觉功能，并影响患者对症状和疾病行为的感知能力，从而表现出焦虑、抑郁和躯体化精神症状。

九、护理措施

（一）指导患者改变不良生活方式和饮食习惯

（1）卧位时将床头抬高 10~20 cm，避免餐后平卧和睡前 2 h 进食。

（2）少量多餐，避免过饱；食物以高蛋白、高纤维、低脂肪、易消化为主，应细嚼慢咽；避免进食可使食管下括约肌压降低的食物，如高脂肪、巧克力、咖啡、浓茶等；戒烟酒。

（3）避免剧烈运动以及使负压升高的因素，如肥胖、紧身衣、束腰带等。

（4）避免使用使食管下括约肌压降低的药物，如β肾上腺素能激动剂、α肾上腺素β受体阻滞剂、抗胆碱能制剂、钙离子通道阻滞剂、茶碱等。

（二）用药指导

抑制胃酸是胃食管反流病治疗的主要手段，根据医嘱给患者进行药物治疗，注意观察疗效及不良反应。常用药物有如下。

1.抑制胃酸药物

质子泵抑制剂（如奥美拉唑 20 mg bid，兰索拉唑 30 mg qd，泮托拉唑 40 mg bid，雷贝拉唑 10 mg bid 或埃索美拉唑 40 mg bid）可有效抑制胃酸分泌，最快速地缓解症状。一天一次服用 PPI 的患者应该在早餐前服用，而睡前服用 PPI 可更好控制夜间酸分泌，通常疗程在 8 周以上，部分患者需要长期服药。也可选用 H_2 受体阻滞剂，如西咪替丁、雷尼替丁、法莫替丁等，疗程 8～12 周。适用于轻、中症患者。

2.促动力药物

该药可增加食管下括约肌压力，改善食管蠕动功能，促进胃排空，减少胃食管反流，改善患者症状，可作为抑酸剂的辅助用药。常用药物有甲氧氯普胺或多潘立酮，餐前半小时服用，服药期间注意观察有无腹泻、便秘、腹痛、恶心等不良反应。

3.黏膜保护剂

可以在食管黏膜表面形成保护性屏障，吸附胆盐和胆汁酸，阻止胃酸、胃蛋白酶的侵蚀，防止其对食管黏膜的进一步损伤。常用药物包括硫糖铝、铋剂、铝碳酸镁等。硫糖铝片需嚼碎后成糊状，餐前半小时用少量温开水冲服，但长期使用可抑制磷的吸收而致骨质疏松。

（三）手术治疗患者的护理

手术治疗的目的是使食管下段形成一个高压带，提高下食管括约肌的压力，阻止胃内容物的反流。适应证包括：①由于不良反应，患者不能耐受长期 PPI 治疗；②PPI疗效不佳；③患者因不愿长期服药要求手术；④并发出血、狭窄、Barrett 食管等；⑤反流引起严重呼吸道疾病等。通常采用胃底折叠术，近年来开展了腹腔镜下胃底折叠术和内镜下贲门黏膜缝扎术，均取得较好的近期疗效。

1.术前护理

术前评估患者的生命体征和临床症状、营养状态、心理状态及患者手术有关的知识和术后配合的知识的了解程度；讲解手术操作方法、各项检查目的、配合方法，使患者树立战胜疾病的信心，更好地配合治疗。

2.术后护理

指导患者深呼吸、有效咳嗽，避免呼吸道并发症；密切观察病情，若观察到胸骨后及上腹部剧烈疼痛、发热等情况，考虑手术并发症的可能，应及时与医师联系。

（四）心理护理

关心体贴患者，告知疾病与治疗有关知识，消除患者紧张情绪，避免一些加重本病的刺激因素，使患者主动配合治疗，保持情绪稳定。

第二节　结肠癌

结肠癌（carcinoma of colon）是消化道常见的恶性肿瘤，以 41～65 岁发病率最高。在我国近 20 年来尤其是在大城市，发病率明显上升，有多于直肠癌的趋势。而直肠癌的发病率基本稳定。

一、病因

结肠癌的发病因素目前尚未明了，根据流行病学调查和临床观察分析，可能与下列因素有关。

1.饮食因素

结肠癌的发病与摄入过多的动物脂肪及动物蛋白质，缺乏新鲜蔬菜及含膳食纤维的食品有一定的相关性，加之缺乏适度的体力活动，导致肠道蠕动功能减弱，肠道菌群改变，使粪便通过肠道的速度减慢，致癌物质与肠黏膜接触时间延长；此外，过多摄入腌制食品可增加肠道中的致癌物质，诱发结肠癌；而维生素、微量元素及矿物质的缺乏均可能增加结肠癌的发病概率。

2.遗传因素

遗传易感性在结肠癌的发病中具有重要地位，临床上 10%～15% 的患者为遗传性结直肠肿瘤，如家族性腺瘤性息肉病（familial adenomatous polyposis，FAP）及遗传性非息肉性结肠癌。

3.癌前病变

多数结肠癌来自腺瘤变，其中家族性腺瘤息肉病和结肠绒毛状腺瘤癌变率最高，已被公认为癌前病变；而近年来结肠的某些慢性炎症改变，如溃疡性结肠炎、克罗恩病及血吸虫病肉芽肿与大肠癌的发生有密切关系，已被列为癌前病变。

二、病理生理和分型

1.根据肿瘤的大体形态分型

（1）隆起型：肿瘤向肠腔内生长，呈结节状、菜花状或息肉样隆起，大的肿块表面易发生溃疡。好发于右半结肠，尤其是盲肠。

（2）溃疡型：肿瘤向肠壁深层生长且向四周浸润，中央形成较深的溃疡，溃疡基底部深达或超过肌层，是结肠癌常见的类型。

（3）浸润型：肿瘤沿肠壁环状浸润生长，局部肠壁增厚，易引起肠腔狭窄和肠梗阻。多发生于左半结肠，尤其是乙状结肠。

（4）胶样型：部分黏液腺癌的肿瘤组织可形成大量黏液，使得肿瘤剖面呈半透明的胶状，故称为胶样型。外形不一，既可呈隆起型，也可呈溃疡型，或表现为浸润性生长。

2.组织学分型

显微镜下组织学常见分型：①腺癌：可进一步分为管状腺癌、乳头状腺癌、黏液腺癌、印戒细胞癌及未分化癌，其中管状腺癌为最多见的组织学类型；②腺鳞癌：肿瘤由腺癌细胞及鳞状细胞构成，分化程度为中度至低度。

3.临床病理分期

国内一般应用我国 1984 年推出的 Dukes 改良分期方法，较为简单实用。

A 期：癌肿仅限于肠壁，未超出浆膜层。可分为三期：A1，癌肿侵及黏膜或黏膜下层；A2，癌肿侵及肠壁浅肌层；A3，癌肿侵及肠壁深肌层，但未达浆膜。

B 期：癌肿穿透肠壁浆膜或侵及肠壁浆膜外组织、器官，无淋巴结转移。

C 期：癌肿侵及肠壁任何一层，但有淋巴转移。可分为两期：C1，淋巴转移仅限于癌肿附近；C2，癌肿转移至系膜和系膜根部淋巴结。

D 期：有远处转移或腹腔转移或广泛侵及邻近脏器而无法切除者。

4.扩散和转移方式

（1）直接浸润：癌细胞可向 3 个方向浸润生长，环状浸润、肠壁深层及沿纵轴浸润，穿透肠壁后即可侵犯周围的组织器官。

（2）淋巴转移：这是大肠癌最主要的转移途径。可沿结肠上淋巴结、结肠旁淋巴结、系膜周围的中间淋巴结和系膜根部的中央淋巴结依次转移。

（3）血行转移：癌肿向深层浸润后，常侵入肠系膜血管。常见为癌细胞沿门静脉转移至肝，甚至进入体循环向远处转移至肺，少数可侵犯脑或骨骼。

（4）种植转移：癌细胞穿透肠壁后，脱落的癌细胞可种植在腹膜和腹腔其他器官表面，以盆腔底部、直肠前陷窝最常见。

当发生广泛腹腔转移时，可形成腹腔积液，多为血性，并可在腹腔积液中找到癌细胞。

三、临床表现

结肠癌早期常无明显特异性表现，容易被忽视。常可出现下列表现。

1.排便习惯与粪便性状的改变

常为最早出现的症状，多表现为大便次数增多、大便不成形或稀便；当出现不全肠梗阻时，可表现为腹泻与便秘交替出现；由于癌肿表面已发生溃疡、出血及感染，所以患者常表现为便中带血、脓性或黏液性粪便。

2.腹痛

腹痛也是早期常见的症状之一。腹部疼痛部位不确定，亦不剧烈，多表现为慢性隐痛或仅为腹部不适或腹部胀痛，易被忽视。当癌肿穿透肠壁引起局部炎症时，具有定位压痛及包块，腹痛常较明显；出现肠梗阻时，腹痛加重或阵发性腹部绞痛。

3.腹部肿块

肿块以右半结肠癌多见。肿块大多坚硬，位于横结肠或乙状结肠的癌肿可有一定活动度。若癌肿穿透肠壁并发感染，可表现为固定压痛的肿块。

4.肠梗阻

肠梗阻多为结肠癌的中晚期症状。一般表现为慢性低位不全性肠梗阻，主要表现是腹胀和便秘，腹部胀痛或阵发性绞痛，进食后症状加重。当发生完全梗阻时，症状加剧，部分患者出现呕吐，呕吐物为粪便物。

5.全身症状

由于患者长期慢性失血，癌肿表面溃烂、感染、毒素吸收等，可出现贫血、消瘦、乏力、低热等全身性表现。病情晚期可出现肝大、黄疸、腹腔积液及恶病致表现等。

由于结肠癌的部位不同，临床表现也有区别。一般右半结肠癌多以肿块型伴溃疡为主，临床上以全身症状如贫血、消瘦、全身乏力及腹部包块为主；左半结肠癌多以浸润型为主，极易引起肠腔环形狭窄，因此左半结肠癌以肠梗阻、便秘、腹泻、便血等症状为显著。

四、实验室及其他检查

1.实验室检查

（1）粪潜血试验：高危人群的初筛方法及普查手段，对结果呈阳性者进一步检查，可帮助及时发现早期病变。

（2）肿瘤标记物检查：癌胚抗原测定对结肠癌的诊断和术后监测较有意义，主要用于监测结肠癌的复发。

2.影像学检查

（1）X线钡剂灌肠或气钡双重对比造影检查：该检查是结肠癌的重要检查方法。可观察到结肠壁僵硬、皱襞消失、存在充盈缺损及龛影。

（2）B超和CT检查：有助于了解腹部肿块、腹腔内肿大淋巴结及有无肝转移等。

3.内镜检查

内镜检查包括直肠镜、乙状结肠镜或纤维结肠镜检查，可观察病灶的部位、大小、形态、肠腔狭窄的程度等，并可在直视下取活组织做病理学检查，以明确诊断。是诊断大肠癌最有效、最可靠的方法。

五、治疗要点

治疗原则是以手术切除为主，同时配合化学治疗、放射治疗等方法的综合治疗。

1.手术治疗

手术方式的选择应综合考虑癌肿的部位、范围、大小、活动度及细胞分化程度等因素。

（1）根治性手术。

①结肠癌根治术：切除范围包括癌肿在内的两端肠管，一般要求距肿瘤边缘10 cm，以及所属系膜和区域淋巴结。a.右半结肠切除术：适用于盲肠、升结肠、结肠肝曲癌。对于盲肠和升结肠癌，切除范围包括10～20 cm的回肠末段、盲肠、升结肠、右半横结肠和大网膜，以及相应的系膜、淋巴结，做回肠与横结肠端端或端侧吻合。对于结肠肝曲的癌肿，除上述范围外，须切除横结肠和胃网膜右动脉组的淋巴结。b.横结肠切除术：适用于横结肠中部癌。切除范围包括全部横结肠、部分升结肠、降结肠及其系膜、血管、淋巴结和大网膜，行升结肠和降结肠端端吻合。c.左半结肠切除术：适用于结肠脾曲癌、降结肠癌和乙状结肠癌。切除范围包括左半横结肠、降结肠、乙状结肠

及其所属系膜、左半大网膜和淋巴结。d.单纯乙状结肠切除术：适用于乙状结肠癌，若癌肿小，位于乙状结肠中部，而且乙状结肠较长者，同时切除所属系膜及淋巴结，做结肠、直肠端端吻合术。

②经腹腔镜行结肠癌根治术：腹腔镜手术可减小创伤，减轻患者痛苦，减少术后并发症，从而加快患者康复，且有与传统手术方式相同的疗效，现已逐步在临床推广应用。

（2）结肠癌并发急性肠梗阻的手术：须在进行胃肠减压、纠正水和电解质紊乱以及酸碱平衡失调等积极术前准备后行急诊手术，解除梗阻。若为右半结肠癌可行一期切除；如患者全身情况差，则先做肿瘤切除、盲肠造口或短路手术以解除梗阻，待病情稳定后行二期根治性切除手术。若为左半结肠癌并发急性肠梗阻时，一般应在梗阻部位的近侧做横结肠造口，在肠道充分准备的条件下，再二期手术行根治性切除。

（3）姑息性手术：适用于局部癌肿尚能切除，但已有广泛转移，不能根治的晚期结肠癌病例，可根据患者全身情况和局部病变程度，做癌肿所在肠段局部切除及肠吻合术。晚期局部癌肿已不能切除时，为解除梗阻，可将梗阻近端肠管与远端肠管做端侧或侧侧吻合术，或梗阻近端做结肠造口。

2.非手术治疗

（1）化学治疗：化学治疗是结肠癌综合治疗的一部分，也是根治术后的辅助治疗。术前化疗有助于缩小原发灶，使肿瘤降期，降低术后转移发生率，但不适用于Ⅰ期结肠癌；术后化疗则有助于控制体内潜在的血行转移，可提高 5 年生存率。目前多采用以 5-氟尿嘧啶为基础的联合化疗方案。

（2）放射治疗：术前放疗可缩小癌肿体积、降低癌细胞活力及淋巴结转移，使原本无法手术的癌肿得以手术治疗，提高手术切除率及生存率，降低术后复发率。术后放疗仅适用于晚期癌肿、手术无法根治或局部复发的患者。

（3）中医中药治疗：应用补益脾肾、调理脏腑、清肠解毒、扶正的中药制剂。

（4）其他治疗：有基因治疗、导向治疗、免疫治疗等，但尚处于探索阶段。

六、常见护理诊断/问题

1.焦虑、恐惧

与患者对癌症治疗缺乏信心，担心治疗效果及预后有关。

2.营养失调：低于机体需要量

与恶性肿瘤高代谢及手术后禁食有关。

3.知识缺乏

对诊断性检查认识不足，对术前肠道准备及术后注意事项（卧位、活动、饮食等）缺乏了解，缺乏大肠癌综合治疗、护理等方面的知识。

4.潜在并发症

切口感染、吻合口瘘、肠粘连等。

七、护理措施

1.术前护理

（1）心理护理：结肠癌患者对治疗及预后往往存在诸多顾虑，对疾病的康复缺乏信心。因此，术前应了解患者对疾病的认知程度，鼓励患者诉说自己的感受，暴露自己的心理，耐心倾听其因疾病所致的恐惧和顾虑。根据患者的心理承受能力，与家属协商寻求合适时机帮助其尽快面对疾病，介绍疾病的康复知识和治疗进展以及手术治疗的必要性，使其树立战胜疾病的信心，能积极配合治疗和护理。

（2）营养支持：术前鼓励患者进食高蛋白、高热量、高维生素易消化的少渣饮食，如鱼、蛋、瘦肉及乳制品等，根据患者的饮食习惯制定合理的食谱，保障患者的饮食营养供给。必要时，根据医嘱给予少量多次输血、白蛋白等，以纠正贫血和低蛋白血症。若患者出现明显脱水及急性肠梗阻，应及早给予静脉补液，纠正体内水、电解质紊乱及酸碱平衡失调，提高其对手术的耐受力。

（3）肠道准备：充足的肠道准备可以减少或避免术中污染，防止术后腹腔和切口感染，增加手术的成功率。具体做法包括以下几个方面。

①饮食准备。a.传统饮食准备：术前3日进少渣半流质饮食，如稀粥、面片汤等，

术前 1~2 日起进无渣流质饮食，并给予番泻叶 6 g 泡茶或蓖麻油 30 mL 饮用，每日上午 1 次，以软化粪便促进排出。具体做法应视患者有无长期便秘及肠道梗阻等情况而定。b.肠内营养：一般术前 3 日开始口服要素膳，每天 4~6 次，至术前 12 h。要素膳的主要特点是化学成分明确，无须消化，可直接被胃肠道吸收利用、无渣。此种方法既可满足患者机体的营养需求，又可减少肠道粪渣形成，同时有利于肠黏膜的增生、修复，保护肠道黏膜屏障，避免术后因肠道细菌移位引发肠源性感染等并发症。

②肠道清洁：肠道清洁一般在术前 1 日进行，现临床上多采用全肠道灌洗法，若患者年老体弱无法耐受或灌洗不充分时，可考虑配合洗肠。

导泻法。a.高渗性导泻：常用制剂有甘露醇、硫酸镁等。主要利用其在肠道几乎不被吸收，口服后使肠腔内渗透压升高，吸收肠壁水分，使肠腔内容物剧增，肠蠕动增加，从而达到导泻的目的。因此，口服高渗性制剂后，一定要在 1~2 h 内饮水 1500~2000 mL，以达到清洁肠道的效果，否则易导致血容量不足。使用过程中要注意对年老体弱、心肾功能不全和肠梗阻者禁用。b.等渗性导泻：临床常用复方聚乙二醇电解质散溶液。聚乙二醇是一种等渗、非吸收性、非爆炸性液体，通过分子中的氢键与肠腔内水分子结合，增加粪便含水量及灌洗液的渗透浓度，刺激小肠蠕动增加，导致腹泻。

灌肠法。可用 1%~2%肥皂水、磷酸钠灌肠剂、甘油灌肠剂及等渗盐水等。其中肥皂水灌肠由于护理工作量大、效果差、易导致肠黏膜充血等，已逐渐被其他方法取代，或采用洗肠机洗肠。

③口服肠道抗菌药物：多采用不能被肠道吸收的药物，如辛霉素、甲硝唑等，抑制肠道细菌，预防术后并发症。同时因控制饮食及服用肠道抗菌药，使维生素 K 的合成和吸收减少，需补充维生素 K。

（4）做好健康宣教及术前常规准备。

2.术后护理

（1）病情观察：术后严密观察生命体征变化，早期每半小时测量一次血压、脉搏、呼吸，待病情稳定后改为每 1~2 h 监测一次或根据医嘱给予心电监护，术后 24 h 病情平稳后可延长间隔时间。

（2）体位与活动：清醒血压平稳后改半卧位，以利腹腔引流。术后早期，鼓励患者可在床上多翻身、活动四肢；2～3天后病情许可的情况下，协助患者下床活动，以促进肠蠕动的恢复，减轻腹胀，避免肠粘连及下肢静脉血栓的形成。

（3）引流管的护理：首先要保持各引流管通畅，防止受压、扭曲、阻塞，严密观察引流液的颜色、性质及量并详细记录，发现异常及时通知医师。

（4）做好基础护理：禁食期间口腔护理、雾化吸入每日2次，会阴护理每日1～2次，每1～2 h协助患者翻身拍背一次，防止并发症发生。

（5）饮食与营养。

①传统方法：禁食期间，根据医嘱给予静脉补充水、电解质及营养物质。术后48～72 h待肠功能恢复，肛门排气，拔除胃管后方可进食，先流质饮食，若无不良反应，改为半流食，术后1周可进少渣饮食，2周左右可进软食，继而普食，应给予高热量、高蛋白、丰富维生素、低渣的食物。

②肠内营养：大量研究表明，术后早期（术后24 h）开始应用肠内营养支持，对改善患者的全身营养状况、维持胃肠道屏障结构和功能、促进肠功能恢复、增加机体的免疫功能、促进伤口及吻合口的愈合等均有益处。应根据患者个体情况，合理制定营养支持方案。

（6）术后并发症的观察、预防及护理。

①切口感染：术后监测患者体温变化及切口局部情况，如术后3～5日体温不但不降反而升高，局部切口疼痛、红肿，应警惕切口感染，要及时通知医生并协助处理。预防及处理：保持切口周围清洁、干燥，换药时严格无菌操作，敷料浸湿后应及时更换；根据医嘱预防性应用抗生素；若有感染发生，则应开放伤口，彻底清创，定时换药直至愈合。

②吻合口瘘：术后严密观察患者有无腹痛、腹膜炎、腹腔脓肿等吻合口瘘的表现。预防及处理：积极改善患者营养状况；术后7～10天内禁忌灌肠，以避免刺激手术切

口和影响吻合口的愈合；一旦发生，应立即报告医生并协助处理，包括禁食、胃肠减压、腹腔灌洗和引流，同时给予肠外营养支持。必要时做好急诊手术准备。

八、健康指导

1.疾病预防

定期进行体格检查，包括粪潜血试验、肠道内镜检查等，做到早发现、早诊断、早治疗；积极预防和治疗结肠的各种慢性炎症及癌前病变，如结肠息肉、腺瘤、溃疡性结肠炎等；警惕家族性腺瘤性息肉病、遗传性非息肉病性结肠癌；保持饮食卫生，防止肠道感染；避免可诱发结肠癌的因素，多进食新鲜蔬菜、水果等多纤维素饮食，减少食物中的脂肪摄入量。

2.活动

参加适量体育锻炼，注意劳逸结合，保持良好的体质，以利于手术及术后恢复，预防并发症的发生。

3.环境与健康

建议患者戒烟，讲述吸烟对自己和他人的危害，保持环境空气清新。

4.复查

每3～6个月定期门诊复查，行放疗、化疗的患者，要定期检查血常规，当出现白细胞计数和血小板计数减少时，应暂停放疗、化疗。

第三节　直肠癌

直肠癌（carcinoma of rectum）是乙状结肠与直肠交界处至齿状线之间的癌，是消化道的常见恶性肿瘤之一。流行病学特点为：①我国直肠癌的发病率比结肠癌高，直、结肠癌发病比率为（1.2∶1）～（1.5∶1），有资料显示结肠癌、直肠癌发病率逐渐靠近，主要是结肠癌发病率增高所致；②中低位直肠癌所占的比例高，约占直肠癌的70%；③年轻人（小于30岁）直肠癌比例高，占12%～15%。

一、病因

直肠癌的病因尚不明确，其可能的相关因素如结肠癌所述，包括饮食及致癌物质、直肠慢性炎症、遗传易感性，以及癌前病变如家族性腺瘤息肉病、直肠腺瘤，尤其是绒毛状腺瘤。腺瘤超过 1.5 cm 则癌变可能性升高。

二、病理生理与分型

1.大体分型

可分为肿块型、溃疡型、浸润型三型。

（1）肿块型：亦称髓样癌或菜花形癌。向肠腔内生长，瘤体较大，呈球形或半球形，似菜花样，向周围浸润少，预后较好。

（2）溃疡型：多见，占 50% 以上。形状为圆形或卵圆形，中心凹陷，边缘凸起，向肠腔深层生长并向周围浸润。早期可有溃疡，易出血，此型分化程度较低，转移较早。

（3）浸润型：亦称硬癌或狭窄型癌。癌肿沿肠壁浸润，使肠腔狭窄，分化程度低，转移早而预后差。

2.组织学分型

①腺癌：占 75%～85%。癌细胞排列呈腺管或腺泡状。腺癌还可继续分为乳头状腺癌和管状腺癌。②黏液癌：由分泌黏液的癌细胞构成，癌组织内有大量黏液为其特征，预后较腺癌差。③未分化癌：癌细胞弥漫成片，呈团块状或不规则形，细胞较小，排列不整齐，形态较一致，预后差。

3.临床病理分期

参照结肠癌分期。

4.扩散与转移

（1）直接浸润：癌肿直接向肠管周围及肠壁深层浸润生长，癌肿浸润肠壁一周需1.5～2 年。穿透肠壁后即可侵犯周围的组织器官，如膀胱、子宫等，下段直肠癌由于缺乏浆膜层的屏障保护，易向四周浸润，侵入附近脏器如前列腺、精囊腺、阴道、输尿管等。

（2）淋巴转移：是直肠癌主要的转移途径。上段直肠癌向上沿直肠上动脉、肠系膜下动脉及腹主动脉周围淋巴结转移。下段直肠癌（以腹膜反折为界）向上方和侧方转移为主。

（3）血行转移：癌肿侵入静脉后沿门静脉转移至肝；也可由髂静脉转移至肺，少数可侵犯脑或骨骼。

（4）种植转移：直肠癌种植转移的机会较小，上段直肠癌偶有种植转移发生。

三、临床表现

1.症状

直肠癌早期多无明显特异性表现，仅有少量便血或排便习惯改变，易被忽视。当病情发展至癌肿破溃形成溃疡或感染时，才出现症状。

（1）直肠刺激症状：癌肿直接刺激直肠产生频繁便意，引起排便习惯改变，便前肛门下坠感、里急后重、排便不尽感；晚期可出现下腹痛。

（2）癌肿破溃感染症状：为直肠癌患者最常见的临床症状，80%～90%的患者在早期即出现便血。癌肿破溃后，可出现血性或黏液性大便，多附于大便表面；感染严重时可出现脓血便。

（3）肠腔狭窄症状：癌肿增大和（或）累及肠管全周造成肠腔狭窄，初时大便变形、变细，癌肿造成肠管部分梗阻后，可表现为腹胀、阵发性腹痛、肠鸣音亢进，排便困难等。

（4）转移症状：当癌肿穿透肠壁，侵犯前列腺、膀胱时可发生尿道刺激征、血尿、排尿困难等；侵犯骶前神经则发生骶尾部、会阴部持续性剧痛、坠胀感。女性直肠癌侵犯阴道后壁，引起白带增多；若穿透阴道后壁，则可导致直肠阴道瘘，可见粪便及血性分泌物从阴道排出。发生远处转移时，可出现相应脏器的病理生理改变及临床症状。

2.体征

低位直肠癌患者可通过直肠指检扪及肿块，质地较硬，不可推动。

四、实验室及其他检查

1.粪潜血试验

简便易行，可作为高危人群的初筛方法及普查手段，对结果持续阳性者应进一步检查。

2.直肠指检

直肠指检是诊断直肠癌重要和直接的方法。凡遇患者有便血、大便习惯改变、大便变形等症状，均应行直肠指检。直肠指检可检查肿的部位，距肛缘的距离及癌肿的大小、范围、固定程度与周围组织的关系等。

3.内镜检查

可通过直肠镜、乙状结肠镜或结肠镜检查。观察病灶的部位、大小、形态、肠腔狭窄的程度等，并可在直视下取活组织做病理学检查，是诊断直肠癌最有效、最可靠的方法。有泌尿系统症状的男性患者，则应行膀胱镜检查，以了解肿瘤浸润程度。

4.影像学检查。

（1）B超和CT检查：有助于了解直肠癌的浸润深度及淋巴转移情况。还可提示癌肿是否侵犯邻近组织器官或有无肝、肺转移等。

（2）MRI检查：对直肠癌的分期及术后盆腔、会阴部复发的诊断较CT优越。

五、治疗要点

手术切除仍是直肠癌的主要治疗手段，同时配合化疗、放疗等综合治疗可在一定程度上提高疗效。

1.手术治疗

（1）直肠癌根治术：切除的范围包括癌肿及足够的两端肠段、已侵犯的邻近脏器的全部或部分、四周可能被浸润的组织及全直肠系膜和淋巴结。根据直肠癌肿所在部位、大小、活动度及细胞分化程度等，选择不同的手术方式。

（2）姑息性手术：晚期直肠癌患者发生排便困难或肠梗阻时，可行乙状结肠双腔造口术，以缓解症状，延长患者的生存时间。

2.非手术治疗

（1）化疗：作为根治性手术后的辅助治疗。用于处理残存癌细胞或隐性病变，以提高术后 5 年生存率。目前多采用以 5-氟尿嘧啶为基础的联合化疗方案。

（2）放疗：术前放疗可缩小癌肿体积、降低癌细胞活力及减少淋巴结转移，使原本无法手术的癌肿得以手术治疗，提高手术切除率及生存率。术后放疗仅适用于晚期患者、手术无法根治或局部复发者。

（3）局部治疗：对于低位直肠癌造成肠管狭窄且不能手术切除的患者，可采用电灼、液氮冷冻及激光烧灼等方法治疗，以改善症状。

（4）其他治疗：中医中药、基因治疗、导向治疗、免疫治疗及生物治疗等方法治疗。

六、常见护理诊断/问题

1.焦虑/恐惧

与对癌症治疗缺乏信心及担心结肠造口影响生活、工作有关。

2.营养失调：低于机体需要量

与恶性肿瘤慢性消耗、手术创伤及放疗、化疗反应有关。

3.自我形象紊乱

与做永久结肠造口及控制排便能力丧失有关。

4.知识缺乏

缺乏有关术前准备、术后注意事项及结肠造口自我护理知识。

七、护理措施

1.术前护理

（1）心理护理：直肠癌患者往往对治疗存在很多顾虑，对疾病的康复缺乏信心。因此，应关心体贴患者，指导患者及家属通过各种途径了解疾病的发生、发展及治疗护理方面的新进展，树立其战胜疾病的勇气和信心。对需做结肠造口者，术前可通过图片、模型或实物等向患者解释造口的目的、部位、功能、术后可能出现的情况以及相应的处理方法，说明造口手术只是将排便出口由肛门转移到了左下工作和生活；必要时，可安排治疗有效的同种病例患者与之交谈，寻求可能的社会支持以帮助患者增强治疗疾病的信心，提高其适应能力。同时，争取家人及亲属的配合，从多方面给予患者关心及心理支持。

（2）营养支持：鼓励患者进食高蛋白、高热量、高维生素、易消化的少渣饮食，或根据医嘱给予肠内或肠外营养，并做好相应护理；也可少量多次输血、输蛋白等，以纠正贫血和低蛋白血症。

（3）肠道准备：参见结肠癌患者术前肠道准备。

（4）阴道冲洗：女患者若肿瘤已侵犯阴道后壁，术前3日每晚须冲洗阴道。

2.术后护理

（1）体位及活动：病情平稳后取半卧位，以利于呼吸和腹腔引流。术后早期，鼓励患者可在床上多翻身、活动四肢，预防压疮及下肢静脉血栓的形成；后期在病情许可的情况下，鼓励并协助患者下床活动，以促进肠蠕动的恢复，减轻腹胀，避免肠粘连。

（2）病情观察：术后严密观察患者生命体征变化，根据病情定时监测或根据医嘱给予心电监护，待病情平稳后可延长间隔时间；同时，观察腹部及会阴部伤口敷料，注意有无渗血、渗液，若渗血较多，应估算渗出量并做好记录，及时通知医师给予处理。

（3）引流管的护理。

①胃肠减压管一般放置48～72 h，至肛门排气或结肠造口开放时可拔管。

②留置导尿管：注意保持尿道口清洁，每日进行会阴护理1～2次；留置导尿管期间应保持导尿管通畅，避免扭曲、受压，并观察尿液颜色、性状和量，若出现脓尿、血尿等，要及时处理；直肠癌术后导尿管放置时间一般为1～2周，拔管前先试行夹管，

每 4～6 h 或患者有尿意时开放，以训练膀胱舒缩功能，防止排尿功能障碍。

③骶前腹腔引流管一般引流 5～7 天，引流量少、色清后方可拔除，周围敷料有湿透时及时换药。

（4）饮食与营养：见结肠癌患者护理。

（5）结肠造口的护理。

①造口开放前护理。肠造口周围用凡士林纱条保护，一般术后 3 天予以拆除，护理时要及时擦洗肠道分泌物、渗液等，外层敷料浸湿后及时更换，防止感染。同时观察造口黏膜血运情况，注意有无造口出血、坏死及造口回缩等。

②观察造口情况。a.造口活力：造口的活力是根据造口黏膜的颜色来判断的，正常造口的颜色呈牛肉色或粉红色，表面平滑且湿润。如果造口颜色苍白，可能患者的血红蛋白低；造口暗红色或淡紫色可能是造口黏膜早期缺血的表现；若外观局部或完全肠管变黑，表示肠管发生了缺血坏死。b.高度：造口理想的高度为 1～2 cm，这样在粘贴造口用品时能较好地将造口周围皮肤保护周密，且易于排泄物的收集。c.形状及大小：造口的形状一般为圆形或椭圆形，个别为不规则形。造口的大小可用尺子或造口量度板测量，圆形测量直径，椭圆形测量最宽和最窄点，不规则形可用图形表示。

③指导造口护理用品的使用方法。a.造口袋的选择：根据患者情况和造口大小选择适宜的造口袋，乙状结肠或小肠单端造口患者，选用普通一件式或二件式造口袋；横结肠或结肠襻式造口患者，选用底盘足够大的造口袋。b.造口袋的正确使用与更换：自上而下取下造口袋，动作轻柔，以免损伤皮肤；用等渗盐水或温开水清洁造口及其周围皮肤，用清洁柔软的毛巾或纱布轻柔擦拭并抹干，测量造口大小、形状，裁剪合适的造口底盘，开口一般比造口大 1～2 mm 即可；同时观察造口黏膜情况，有异常情况及时处理。如造口局部有出血或皮肤有过敏、溃破情况，可先用造口护肤粉适量喷洒，再用纸巾将多余的保护粉扫除。撕去底盘黏胶保护纸，按照造口位置由下而上将一件式或二件式造口袋底盘紧密贴在造口周围皮肤上，关闭造口袋底部排放口。如为二件式造口袋，贴好底盘后，对准连接环，手指沿着连接环由下而上将袋子与底盘按紧，

当听到轻轻的"咔嗒"声，说明袋子与底盘已安全连接好。如果有锁扣的造口袋，安装前使锁扣处于开启状态，装上袋子后，两指捏紧锁扣，然后轻拉袋子，检查是否扣牢。c.造口袋的清洁：当造口袋内充满三分之一的排泄物时，须及时更换清洁袋。用等渗盐水或温开水清洁皮肤，擦干后涂上皮肤保护膜，以保护皮肤，防止局部炎症、糜烂；同时观察造口周围皮肤有无湿疹、充血、水疱、破溃等。

④培养患者的自理能力：与患者及家属共同讨论进行造口护理时可能出现的问题及解决方法，并适时予以鼓励，增强其自信心，使其逐步获得独立护理造口的能力；在进行造口护理时，鼓励家属在旁边协助，以消除其厌恶情绪。当患者及家属熟练掌握造口护理技术后，应进一步引导其自我认可，以逐渐恢复正常生活，参加适量的运动和社交活动。

⑤饮食指导：造口患者无须忌食，均衡饮食即可。但要注意以下几点：①进食易消化的饮食，防止因饮食不洁导致食物中毒或细菌性肠炎等引起腹泻；②调节饮食结构，少食洋葱、大蒜、豆类、碳酸饮料等可产生刺激性气味或胀气的食物，以免因频繁更换造口袋影响日常生活和工作；③应以高蛋白、高热量、丰富维生素的少渣食物为主，以使大便成形；④避免食用导致便秘的食物。

（6）预防造口及其周围并发症

①造口出血：多为肠造口黏膜与皮肤连接处的毛细血管及小静脉出血或肠系膜小动脉结扎线脱落所致。少量出血时，可用棉球或纱布稍加压迫止血，或用1%肾上腺素溶液浸湿的纱布压迫或用云南白药粉外敷；如肠系膜小动脉出血，应拆开1～2针黏膜皮肤缝线，找寻出血点加以钳扎，彻底止血。

②造口缺血性坏死：往往发生在术后24～48小时。多由于损伤结肠边缘动脉，提出肠管时牵拉张力过大、扭曲及压迫肠系膜血管导致供血不足，造口孔太小或缝合过紧所致。所以，造口术后48小时内，要密切观察造口血运情况，如发现造口黏膜呈暗红色或紫色时，应及时通知医师，协助处理。

③皮肤黏膜分离：常由于造口局部缺血性坏死、缝线脱落所致。对于分离表浅、

渗液少的造口，用等渗盐水清洁后，可给予粉状水胶体涂上后再用防漏膏遮挡后贴上造口袋；如分离部分较深，渗液多宜选用藻酸盐敷料填塞，再用防漏膏遮挡后贴上造口袋。

④粪水性皮炎：多由于造口位置差、造口护理技术不恰当等导致大便长时间刺激皮肤所致。检查刺激源并去除原因，针对个体情况，指导患者使用合适的造口用品及采用正确的护理方法。

八、健康指导

（1）给予患者饮食指导：无须忌食，均衡饮食即可；多食新鲜蔬菜水果；少吃易产生气体和气味大的食物。

（2）指导结肠造口患者学会造口的自我护理及造口用品的正确使用方法。

（3）活动：为了保持身体健康及生理功能，可维持适度的运动，如游泳、跑步等。但要避免碰撞类及剧烈运动，如打篮球、踢足球、举重等。必要时在患者运动时要用造口腹带约束，以增强腹部支撑力。

（4）定期复查：出院后3~6个月复查一次，指导患者坚持术后治疗。造口患者至少每3个月复诊一次，由造口治疗师评估肠造口有无改变。

（5）其他 同结肠癌护理。

第六章　妇产科护理

第一节　女性生殖系统炎症概述

一、女性生殖系统的自然防御功能

（1）解剖学特点：①两侧大阴唇自然合拢遮盖阴道口；②阴道前后壁紧贴，防止外界的污染。

（2）阴道自净作用：阴道上皮在雌激素作用下，增生变厚并富有糖原，糖原在乳酸杆菌的作用下，分解为乳酸，以维持阴道正常酸性环境，抑制了大部分病原体的活动和繁殖，称为阴道自净作用。同时，乳酸杆菌对维持阴道正常菌群起关键作用。

（3）宫颈的防御功能：①宫颈阴道部表面为复层鳞状上皮，抗感染能力强；②子宫颈分泌的黏液形成"黏液栓"，内含抗体；③宫颈内口平时紧闭，病原体不易侵入。

（4）子宫内膜周期性剥脱：生育期妇女子宫内膜周期性剥脱，可及时消除宫腔内有害物质，预防感染的发生。

（5）输卵管的蠕动及纤毛摆动：输卵管黏膜上皮细胞的纤毛向宫腔方向摆动及输卵管的蠕动，有助于阻止病原体逆行侵入。

（6）生殖道免疫系统：生殖道黏膜聚集有不同数量的淋巴组织与淋巴细胞。中性粒细胞、巨噬细胞、补体以及一些细胞因子均在局部有重要的免疫功能，发挥抗感染作用。

虽然女性生殖系统具有较强的生理防御机制，但是因为女性外阴与尿道及肛门邻近，易受污染；外阴与阴道又是性交、分娩及各种宫腔操作的通道，容易受到损伤并易被外界病原体感染；妇女在月经期、妊娠期、分娩期和产褥期，防御能力受到破坏，机体免疫功能下降，所以病原体容易侵入生殖道造成炎症。

二、女性生殖系统炎症常见病原体

（1）细菌：大多为化脓菌，如葡萄球菌、链球菌、大肠埃希菌、厌氧菌、变形杆菌、淋病奈瑟菌、结核分枝杆菌等；另外，螺旋体、衣原体及支原体也属细菌范畴，在生殖系统感染中多见苍白（梅毒）螺旋体、沙眼衣原体，支原体为条件致病源。

（2）原虫：阴道毛滴虫最为常见，其次为阿米巴原虫。

（3）真菌：以白假丝酵母菌（白色念珠菌）为主。

（4）病毒：以疱疹病毒、人乳头瘤病毒为多见。

三、女性生殖系统炎症的感染途径

（1）沿生殖道黏膜上行蔓延：病原体侵入外阴、阴道后，或阴道内的病原体沿宫颈黏膜、子宫内膜、输卵管黏膜蔓延至卵巢及腹腔，是非妊娠期、非产褥期盆腔炎性疾病的主要感染途径。淋病奈瑟菌、沙眼衣原体及葡萄球菌等，常沿此途径扩散。

（2）经血液循环传播：病原体先侵入人体的其他系统，再经血液循环感染生殖器，为结核分枝杆菌感染的主要途径。

（3）经淋巴系统蔓延：病原体经外阴、阴道、宫颈及宫体创伤处的淋巴管侵入盆腔结缔组织及内生殖器其他部分，是产褥感染、流产后感染及放置节育器后感染的主要感染途径。链球菌、大肠埃希菌、厌氧菌多沿此途径蔓延。

（4）直接蔓延：腹腔其他脏器感染后，直接蔓延至内生殖器，如阑尾炎可引起右侧输卵管炎。

四、女性生殖系统炎症的发展及转归

（1）痊愈：患者抵抗力强、病原体致病力弱或治疗及时、抗生素使用恰当，病原体完全被消灭，炎症很快被控制，炎性渗出物完全被吸收，称为痊愈。一般痊愈后组织结构、功能都可以恢复正常，不留痕迹。但如果坏死组织、炎性渗出物机化形成瘢痕或粘连，则组织结构和功能不能完全恢复，只是炎症的消失。

（2）转为慢性：炎症治疗不彻底、不及时或病原体对抗生素不敏感，身体防御功能和病原体的作用处于相持状态，使得炎症长期存在。抵抗力强时，炎症可以被控制并逐渐好转。一旦机体抵抗力降低，慢性炎症可急性发作。

（3）扩散与蔓延：患者抵抗力低下、病原体作用强时，炎症可经淋巴和血行扩散或蔓延到邻近器官。严重时可形成败血症，危及生命。由于抗生素的快速发展，此种情况已不多见。

第二节　外阴部炎症患者的护理

一、分类

（一）外阴炎

外阴炎主要是指外阴部皮肤与黏膜的炎症。阴道分泌物增多及炎症分泌物刺激外阴皮肤；大小便污染；穿紧身化纤内裤、经期使用卫生巾导致局部通透性差；外阴不洁致细菌感染等造成外阴炎。

（二）前庭大腺炎

病原体侵入前庭大腺引起炎症，称为前庭大腺炎。前庭大腺位于两侧大阴唇后 1/3 深部，腺管开口于处女膜与小阴唇之间，在性交、流产、分娩等情况污染外阴部时易发生炎症，育龄妇女多见。主要病原体为葡萄球菌、大肠埃希菌、链球菌、肠球菌、淋病奈瑟菌及沙眼衣原体等。急性炎症发作时，病原体首先侵犯腺管，导致前庭大腺导管炎，腺管开口往往因肿胀或渗出物凝聚而阻塞，脓液不能外流，积存而形成脓肿，称为前庭大腺脓肿。炎症消退后，脓液逐渐转清而形成前庭大腺囊肿。

二、护理评估

（一）健康史

询问有无糖尿病等诱发因素，有无白带增多、粪便刺激皮肤等。询问性伴侣的健康情况。

（二）身体评估

了解病程情况，有无外阴瘙痒、疼痛或灼热感。妇科检查观察局部有无红肿、抓痕、溃疡、粗糙。

1.症状

（1）外阴炎：外阴皮肤黏膜瘙痒、疼痛、烧灼感，于活动、性交、排尿及排便时加重。

（2）前庭大腺炎：炎症多为一侧。初起时局部肿胀、疼痛、灼热感，行走不便，有时会导致大小便困难。

2.体征

（1）外阴炎：检查见外阴充血、肿胀、糜烂，常有抓痕，严重者形成溃疡或湿疹。慢性炎症可使皮肤增厚、粗糙、皲裂，甚至苔藓样变。

（2）前庭大腺炎：多为单侧，检查见局部皮肤红肿、发热、压痛明显；当脓肿形成时，疼痛加剧，可触及波动感；可有发热、腹股沟淋巴结增大；可反复急性发作。

（三）辅助检查

可取前庭大腺开口处分泌物进行细菌培养，确定病原体；血尿常规化验等。

（四）心理-社会评估

患者常因炎症局部痒痛难忍或影响活动而产生焦虑情绪。

（五）治疗要点

（1）局部治疗：可用 1∶5000 高锰酸钾液坐浴，也可选用中药水煎熏洗外阴部。急性期还可选用微波或红外线局部物理治疗。

（2）病因治疗：应重视病因治疗，若发现糖尿病应及时治疗。若有尿瘘、粪瘘应及时行修补术。

（3）前庭大腺急性炎症治疗：前庭大腺急性炎症发作时，须卧床休息，局部保持清洁。根据病原体选用抗生素。脓肿形成后需行切开引流及造口术，并放置引流条，外阴用 0.5%聚维酮碘擦洗，每日 2 次，伤口愈合后，改用 1∶8000 呋喃西林或 1∶5000

高锰酸钾坐浴，每日 2 次。近年采用 CO_2 激光做囊肿造口术效果较好，可保持腺体功能，复发率低。

三、护理诊断/问题

（1）皮肤完整性受损：

与炎症分泌物刺激、手术或脓肿破溃有关。

（2）舒适改变：

与外阴瘙痒、疼痛、分泌物增多有关。

四、护理目标

（1）患者皮肤完整性受到保护。

（2）患者自诉舒适感增加。

五、护理措施

（1）一般护理：勿饮酒，少吃辛辣食物。急性期应卧床休息。

（2）对症护理：局部严禁搔抓，勿用刺激性药物或肥皂擦洗。外阴破溃者要预防继发感染，使用柔软无菌会阴垫，减少摩擦和混合感染的机会。

（3）病情观察：注意患者体温变化；观察局部皮肤颜色、肿胀、疼痛程度、分泌物的量及性状变化，及时给予局部处理，减轻疼痛，增加患者舒适感。

（4）治疗护理：教会患者坐浴的方法，包括液体的配制、温度、坐浴的时间及注意事项。配制液体不要过浓，用 1∶5000 高锰酸钾液（肉眼观为淡玫瑰红色）。溶液温度为 35～37℃，坐浴时要使会阴部浸没于液体中，每日 2 次，每次 15～30 分钟。月经期禁止坐浴。

（5）心理护理：增加与患者的沟通，帮助患者正确认识疾病，使其缓解焦虑情绪，主动配合治疗。

六、护理评价

（1）患者受损的外阴皮肤经治疗愈合良好。

（2）患者症状缓解或消失，步态正常，心情平静。

七、健康教育

指导患者注意个人卫生，勤换内裤。保持外阴清洁、干燥，做好经期、孕期、分娩期及产褥期卫生。

第三节 阴道炎症患者的护理

一、分类

（一）滴虫性阴道炎

由阴道毛滴虫引起的阴道炎称为滴虫性阴道炎。阴道毛滴虫适宜在温度25～40℃、pH5.2～6.6的潮湿环境中生长。由于阴道pH在月经前后发生变化，接近中性，故滴虫常于此时得以繁殖，引起炎症发作。滴虫不仅寄生于阴道，还常侵入尿道或尿道旁腺，甚至膀胱、肾盂以及男性的包皮皱褶、尿道或前列腺中。滴虫性阴道炎主要经性行为直接传播，由于男性感染滴虫后常无症状，易成为感染源；也可经公共浴池、浴盆、浴巾、游泳池、坐式便器、衣物、污染的器械及敷料等间接传播。

（二）外阴阴道假丝酵母菌阴道炎

由假丝酵母菌引起的外阴阴道炎症，又称念珠菌性阴道炎，发病率仅次于滴虫性阴道炎。80%～90%病原体为白假丝酵母菌，其为条件致病菌，除寄生于阴道外，也可寄生于人的口腔、肠道，一旦条件适宜可引起感染。当全身及阴道局部细胞免疫能力下降、假丝酵母菌可大量繁殖出现症状。因此，长期应用抗生素、妊娠期糖尿病、大量应用免疫抑制药（如糖类固醇皮质激素）或免疫缺陷综合征、应用大剂量雌激素、穿紧身化纤内裤及肥胖，均可导致假丝酵母菌大量繁殖引起感染。主要为内源性感染；少部分患者可通过性交直接传染；极少通过接触污染的衣物间接传染。

（三）老年性阴道炎

老年性阴道炎常见于自然绝经及卵巢去势后妇女。因卵巢功能衰退，雌激素水平降低，阴道壁萎缩，黏膜变薄，上皮细胞内糖原减少，阴道内pH增高，局部抵抗力降低，致病菌过度繁殖或容易入侵引起炎症。

二、护理评估

（一）健康史

询问既往阴道炎病史、治疗经过，了解个人卫生习惯，分析感染途径。了解患者有无糖尿病、是否使用抗生素与激素类药物及用药时间。询问患者月经史，有无卵巢手术史、盆腔放射治疗史或药物性闭经史。

（二）身体评估

评估患者有无外阴瘙痒、疼痛或灼热感以及程度。妇科检查观察阴道分泌物的量、性质。

（1）症状：主要症状均为外阴瘙痒、灼热感、疼痛及阴道分泌物增多。瘙痒部位主要为阴道口及外阴。

①滴虫性阴道炎：典型分泌物为稀薄泡沫状、有臭味。若合并尿道感染，可有尿频、尿痛，有时可见血尿。阴道毛滴虫能吞噬精子，并能阻碍乳酸生成，影响精子在阴道内存活，可致不孕。

②外阴阴道假丝酵母菌病：外阴奇痒，分泌物特征为白色稠厚，呈凝乳或豆腐渣样。

③老年性阴道炎：阴道分泌物稀薄，呈淡黄色，感染严重者呈脓血性白带。

（2）体征：滴虫性阴道炎检查见阴道黏膜甚至宫颈充血，严重者有散在出血点，白带量多呈灰黄色、稀薄、泡沫状。外阴阴道假丝酵母菌病可见外阴及阴道黏膜红肿，伴有抓痕，还可见到糜烂及浅表溃疡。老年性阴道炎检查见阴道呈萎缩性改变，上皮皱襞消失，萎缩，菲薄。阴道黏膜充血，有散在小出血点或点状出血斑，有时见浅表溃疡。

（三）辅助检查

（1）白带悬滴检查：取少许阴道分泌物混于0.9%氯化钠溶液或10%氢氧化钾溶液中，在低倍光镜下寻找滴虫或假丝酵母菌芽孢及假菌丝。此方法的敏感性在70%左右较常用。

（2）病原体培养：对可疑患者，若多次悬滴法未能确诊时，可进行病原体培养，准确性较高。

（3）活体组织检查：对于老年绝经患者如有血性白带，应警惕生殖道恶性肿瘤的发生，进行进一步活体组织检查以明确诊断。

（四）心理-社会评估

评估患者是否有治疗效果不佳致反复发作造成的烦恼情绪以及接受盆腔检查的顾虑。性伴侣是否愿意同时治疗。

（五）治疗要点

（1）滴虫阴道炎：此症除感染阴道外，还会存在于男性尿道、尿道旁腺、前列腺等处，需要全身用药与局部用药相结合，夫妻双方需同时治疗。主要治疗药物为甲硝唑。

①全身用药：甲硝唑 400 mg，每日 2 次，连服 7 日。初期患者也可单次口服甲硝唑 2 g，可收到同样效果。

②局部用药：可每晚先用 1%乳酸或 0.5%醋酸溶液冲洗阴道，改善阴道内环境，再用甲硝唑泡腾片 200 mg 放置于阴道穹后部，7 日为 1 个疗程。

（2）外阴阴道假丝酵母菌病：消除诱因，根据患者情况选择局部或全身应用抗真菌药物。

①局部用药：局部用药为主要方法。可阴道放置抗真菌药物如咪康唑栓剂、克霉唑栓剂、制霉菌素栓剂等。在阴道放药前可用 2%～4%的碳酸氢钠溶液坐浴或阴道冲洗以增加疗效。

②全身用药：对局部用药效果不佳者、未婚妇女及不愿采用局部治疗者，可选用口服药物。全身用药与局部用药的疗效相似，治愈率 80%～90%。常用药物如氟康唑、伊曲康唑等。

③对于症状重、反复发作的复杂型外阴阴道假丝酵母菌阴道炎，应延长治疗时间，

局部用药与全身用药相结合，严格遵医嘱按疗程治疗。而对于合并妊娠者，应以局部治疗为主，禁用口服唑类药物。

（3）老年性阴道炎：抑制细菌生长，补充雌激素，增强阴道抵抗力。

①抑制细菌生长：可每晚先用 1%乳酸或 0.5%醋酸溶液冲洗阴道，改善阴道内环境，灌洗后用甲硝唑 200 mg 或诺氟沙星 100 mg，放置于阴道深部，每日 1 次，7～10 日为 1 个疗程。

②增加阴道抵抗力：补充雌激素是萎缩性阴道炎的主要治疗方法。可局部给药，也可全身给药。可用己烯雌酚 0.125～0.25 mg 放置于阴道，每日 1 次，7 日为 1 个疗程。全身用药可口服尼尔雌醇，首次 4 mg，以后每 2～4 周 1 次，每次 2 mg，维持 2～3 个月。

三、护理诊断/问题

1.黏膜完整性受损

与阴道炎症有关。

2.舒适改变

与外阴、阴道瘙痒、疼痛、分泌物增多有关。

3.知识缺乏

缺乏预防、治疗阴道炎的知识。

4.焦虑

与治疗效果不佳、反复发作、担心影响生育有关。

四、护理目标

（1）患者阴道黏膜完整性得到保护，分泌物转为正常性状，瘙痒、疼痛症状减轻。

（2）患者能叙述该病的有关知识并积极治疗。

（3）患者消除焦虑情绪，能积极配合治疗。

五、护理措施

（一）一般护理

指导患者配合检查，取分泌物前 24～48 小时避免性交、阴道灌洗或局部用药。内衣裤、坐浴及洗涤用物应煮沸消毒 5～10 分钟以避免交叉感染。

（二）对症护理

指导患者注意个人卫生，避免搔抓外阴部致皮肤破损，减轻不适感。

（三）病情观察

（1）观察用药反应，患者口服甲硝唑后偶见胃肠道反应，如食欲减退、恶心、呕吐。此外，偶见头痛、皮疹、白细胞计数减少等，一旦发现应及时报告医生并停药。由于甲硝唑抑制酒精在体内氧化而产生有毒的中间代谢产物，故用药期间应禁酒。甲硝唑可透过胎盘到达胎儿体内，亦可从乳汁中排泄，故孕 20 周前或哺乳期妇女禁用。

（2）观察患者外阴瘙痒的程度、白带的性状和量的变化及治疗后的效果。

（四）治疗护理

（1）指导患者正确用药，并教会全身及局部用药方法，自己用药有困难者指导其家属协助用药或医务人员帮助使用。在月经期间暂停坐浴、阴道冲洗及阴道用药。雌激素治疗应尽量以小剂量局部用药为主，乳腺癌或子宫内膜癌患者慎用雌激素制剂。

（2）滴虫性阴道炎主要由性行为直接传播，性伴侣应同时治疗。外阴阴道假丝酵母菌病也可经性行为传播，对有症状的男性应同时进行检查和治疗。治疗期间均应禁止性生活。

（3）督促患者坚持按疗程治疗，不随意中断疗程，经治疗后应每月复查白带，若经 3 次检查均为阴性，方可称为治愈。

（五）心理护理

向患者解释炎症发生的原因、诱因及防治办法，增强预防意识，使其消除焦虑情绪；指导患者注意个人卫生，减少和杜绝炎症复发；帮助患者取得家人的理解，说服配偶配合治疗。

六、护理评价

（1）患者自诉瘙痒疼痛症状减轻，受损的外阴皮肤经治疗愈合，悬滴试验连续3个月阴性。

（2）患者能叙述该病的预防及治疗的有关知识并积极治疗，其性伴侣也能同时治疗。

（3）患者睡眠良好，生活形态正常。

七、健康教育

（1）做好卫生宣传，积极开展普查普治，消灭传染源。禁止带虫者进入游泳池，浴盆浴巾要消毒，并专人专用。医疗单位做好消毒隔离，以免交叉感染。

（2）积极治疗糖尿病，正确合理使用抗生素、雌激素等药物，避免诱发外阴阴道假丝酵母菌病。

（3）加强围绝经期妇女的健康教育，使其掌握萎缩性阴道炎的预防措施和技巧。对卵巢切除、放疗患者给予雌激素替代治疗指导。

第四节　子宫颈炎症患者的护理

子宫颈炎症是妇科最常见的疾病，分为急性和慢性两种。急性宫颈炎常与急性子宫内膜炎或急性阴道炎同时发生。临床上以慢性宫颈炎多见，本节仅叙述慢性宫颈炎。

一、病因

慢性宫颈炎多由急性宫颈炎转变而来，常因急性宫颈炎治疗不彻底，病原体隐藏于宫颈黏膜内形成慢性炎症，多见于分娩、流产或手术损伤宫颈后。病原体主要为葡萄球菌、链球菌、大肠埃希菌及厌氧菌。目前沙眼衣原体及淋病奈瑟菌感染引起的慢性宫颈炎亦日益增多。此外，单纯疱疹病毒也可能与慢性宫颈炎有关。

二、病理

根据病理组织形态结合临床可有以下四种类型。

（一）宫颈肥大

由于慢性炎症的长期刺激，宫颈组织充血、水肿，腺体和间质增生，使宫颈呈不同程度地肥大，但表面多光滑。最后由于纤维结缔组织增生，使宫颈硬度增加。

（二）宫颈息肉

慢性炎症长期刺激使宫颈管局部黏膜增生，增生的黏膜逐渐向宫颈外口突出而形成息肉，一个或多个不等，直径一般约 1 cm，红色、舌形、质软而脆，易出血，蒂细长。由于炎症持续存在，息肉去除后仍可复发。

（三）宫颈腺囊肿

在宫颈糜烂愈合过程中，新生的鳞状上皮覆盖宫颈腺管口或伸入腺管，将腺管口阻塞；腺管周围的结缔组织增生或瘢痕形成压迫腺管，使腺管变窄甚至阻塞，腺体分泌物引流受阻，形成腺囊肿。检查时见宫颈表面突出多个半透明小囊泡，内含无色黏液。若囊肿感染，则外观呈白色或淡黄色小囊泡。

（四）宫颈黏膜炎

宫颈黏膜炎又称宫颈管炎。病变局限于宫颈管黏膜及黏膜下组织，宫颈外口有脓性分泌物阻塞，有时宫颈管黏膜增生向外口突出，可见宫颈口充血发红。

三、护理评估

（一）健康史

询问婚育史，有无阴道分娩、妇科手术等造成的宫颈损伤。有无白带增多、病程时间长，是否经过治疗方法及治疗效果。

（二）身体评估

了解白带性状，有无血性白带或性交后出血、腰骶部疼痛、盆腔部下坠痛及程度。妇科检查评估糜烂面积的大小和程度，有无息肉、囊肿、肥大等。

（1）症状：主要症状是阴道分泌物增多。由于病原体、炎症的范围及程度不同，分泌物的量、性质、颜色及气味也不同。可呈乳白色黏液状，或呈淡黄色脓性，宫颈糜烂或伴息肉形成时易有血性白带或性交后出血。宫颈脓性分泌物黏稠不利于精子穿过，可造成不孕。当炎症沿宫骶韧带扩散到盆腔时，可有腰骶部疼痛、盆腔部下坠痛等。

（2）体征：妇科检查时可见宫颈有不同程度糜烂样改变、肥大，有时质较硬，有时可见息肉、裂伤、外翻及宫颈腺囊肿。

（三）辅助检查

需常规做宫颈刮片细胞学检查和/或（HPV）检测，必要时做阴道镜检查及活体组织检查以明确诊断。

（四）心理-社会评估

由于病程较长、白带多有异味，患者思想压力较大。接触性出血的表现以及怀疑癌变等，易引起患者及家属的焦虑不安。

（五）治疗要点

以局部治疗为主，可采用物理治疗、药物治疗及手术治疗，而以物理治疗最常用。治疗前应行宫颈刮片细胞学检查排除早期宫颈癌。

（1）物理治疗：以各种物理方法将宫颈糜烂面单层柱状上皮破坏，使其坏死脱落后，为新生的复层鳞状上皮覆盖，为期3～4周，病变较深者需6～8周，宫颈转为光滑。常用的方法有激光治疗法、冷冻治疗法、红外线凝结疗法及微波疗法等。

（2）药物治疗。

①对于糜烂面积小和炎症浸润较浅的病例可以进行局部药物治疗。目前临床应用康妇特、复方莪术油及重组人干扰素α-2a（奥平）栓剂等睡前1粒塞入阴道深部，隔日1次，7次为1个疗程，可以重复应用。但因见效较慢，疗程较长，患者依从性差。

②若宫颈管内有脓性排液时，须行全身治疗。取宫颈管分泌物做培养及药敏试验，同时查找淋病奈瑟菌及沙眼衣原体，采用相应的抗感染药物。

（3）手术治疗：有宫颈息肉者行息肉摘除术。对宫颈肥大、糜烂面较深广且累及宫颈管者，可考虑做宫颈锥切术。

四、护理诊断/问题

（1）皮肤完整性受损

与宫颈上皮糜烂样改变和炎症刺激有关。

（2）舒适改变

与白带增多有关。

（3）焦虑

与担心宫颈癌变有关。

五、护理目标

（1）患者舒适感增加，皮肤完整性得到保护。

（2）患者焦虑感减轻或消失。

六、护理措施

（一）一般护理

引导患者做好妇科检查及各项特殊检查准备，并做好宫颈冲洗、上药及物理治疗的护理配合。

（二）对症护理

注意个人卫生，治疗期间勤换会阴垫，注意清洁外阴，以减轻分泌物刺激造成的不适感。

（三）病情观察

观察阴道放药后白带性状、量的改变，及时了解疗效；注意观察物理治疗后患者的阴道排液情况，如有异常出血或合并感染，应及时向医生报告并协助处理。

（四）治疗护理

（1）说明物理治疗的注意事项：①有急性生殖器炎症者禁忌；②治疗应在月经干净后3～7天进行；③术后阴道分泌物增多，呈水样排液，应每日清洗外阴2次，2个月内禁盆浴、性交和阴道冲洗；④术后1～2周脱痂时可有少量血水或少许流血，如出血量多者需急诊处理；⑤一般于两次月经干净后 3～7 日复查，观察创面愈合情况直至痊愈。必要时可进行第二次治疗。

（2）局部药物治疗者嘱患者遵医嘱按时、按疗程用药，月经期应停止用药。

（五）心理护理

向患者及家属解释宫颈炎的发病特点、治疗方法及护理知识，消除患者焦虑情绪，同时取得患者家属的理解及配合，使患者更好地接受治疗，防止癌变。

七、护理评价

（1）患者症状缓解或消失。

（2）患者获得正确的宫颈炎知识，定期随访。

（3）患者焦虑感消失。

八、健康教育

（1）避免不洁性生活；积极治疗急性宫颈炎症；减少人工流产等宫腔操作，避免分娩或器械损伤宫颈。

（2）定期做妇科检查，早发现，早治疗。慢性宫颈炎患者应定期做宫颈刮片细胞学检查，及早发现或排除癌变。

第五节　盆腔炎患者的护理

女性内生殖器及其周围的结缔组织、盆腔腹膜发生炎症时称为盆腔炎，为妇科常见病。炎症可局限于一个部位，也可同时累及几个部位，最常见的是输卵管炎及输卵管卵巢炎。盆腔炎按病程长短可分为急性和慢性两类。

引起盆腔炎的病原体有外源性及内源性两个来源，外源性病原体主要为性传播疾病的病原体，如淋病奈瑟菌、沙眼衣原体。内源性病原体来自原寄居于阴道内的菌群，包括需氧菌及厌氧菌。两种病原体可单独存在，但通常为混合感染。

一、病因

产后或流产后产道损伤、组织残留于宫腔，或手术无菌操作不严格，均可发生急性盆腔炎；经期卫生不良以及不洁性生活等也可使病原体侵入而引起炎症。另外，下生殖道感染及邻近器官的炎症未能得到及时治疗，蔓延至盆腔常引发急性盆腔炎。当急性盆腔炎未能彻底治疗或患者体质较差时，常使病程迁延而导致慢性盆腔炎。慢性盆腔炎病情较顽固、病程长，常于月经期加重，当机体抵抗力下降时，可反复发作。

二、病理

（1）急性盆腔炎：主要表现为急性子宫内膜炎及急性子宫肌炎、急性输卵管炎、输卵管积脓、输卵管卵巢脓肿、急性盆腔结缔组织炎、急性盆腔腹膜炎、败血症及脓毒血症。

（2）慢性盆腔炎：主要病理改变为结缔组织增生、粘连及瘢痕形成，表现为慢性子宫内膜炎、慢性输卵管炎与输卵管积水、输卵管卵巢炎及输卵管卵巢囊肿、慢性盆腔结缔组织炎。

三、护理评估

（一）健康史

了解患者月经史、婚育史、手术史。询问既往治疗方法及效果，腹痛、腰痛的性质、时间、程度等。

（二）身体评估

评估患者有无发热。下腹痛、腰痛与月经及性交的关系。评估睡眠营养状况，妇科检查了解子宫的位置、活动度，输卵管卵巢有无增粗、积水、积液、囊肿，有无盆腔脓肿或炎性包块。

1.症状

（1）急性盆腔炎：常见症状为下腹痛、发热、阴道分泌物增多；月经量增多、经期延长或不规则阴道出血；下腹包块及局部压迫刺激症状如膀胱刺激症状及直肠刺激症状等。

（2）慢性盆腔炎：全身症状不明显，可有低热、乏力以及神经衰弱症状。局部症状表现为下腹部坠胀、疼痛及腰骶部酸痛，常在劳累、性交后及月经前后加重。还可出现月经量增多、经期延长。输卵管粘连可致不孕或异位妊娠。

2.体征

（1）急性盆腔炎：可表现为急性病容、体温升高、心率加快，下腹部有压痛、反跳痛及肌紧张，肠鸣音减弱或消失。妇科检查：阴道充血、水肿，并有大量脓性分泌物、宫颈充血、举痛明显；宫体增大、有压痛，活动受限；子宫两侧可增厚，压痛明显，若有脓肿形成，则可触及波动感。

（2）慢性盆腔炎：子宫多后倾，活动受限。可触及增粗的输卵管，并有触痛，如形成输卵管卵巢囊肿或输卵管积水，则可触及囊性包块。盆腔粘连严重者，即形成所谓的冰冻骨盆。

（三）辅助检查

（1）血尿常规检查：了解患者一般状况，提示炎症反应程度。

（2）宫颈分泌物、盆腔脓液培养及药敏试验确定病原体，指导选择敏感的抗生素。

（3）B超检查：帮助确定盆腔炎性包块、囊肿、脓肿的部位及大小。

（4）腹腔镜检查：可直视盆腔全貌，观察盆腔脏器粘连范围、程度及判定输卵管的功能。

（四）心理–社会评估

评估患者有无恐惧或不安，患者的精神状态、睡眠情况。了解患者及家属对不孕的态度。

（五）治疗要点

（1）急性盆腔炎：以控制感染为主，辅以支持治疗，必要时手术治疗。控制感染一般多采用联合用药，如能根据药物试验选用抗生素则更为有效。有脓肿形成或破裂时可采用手术治疗。

（2）慢性盆腔炎：一般采用综合治疗，包括中药治疗、物理治疗、药物治疗及手术治疗。中药治疗以清热利湿、活血化瘀为主；物理治疗可加快血液循环，促进炎症的吸收和消退；抗生素的使用尚有争议，但在治疗中仍应遵循高敏感、足量、足疗程的原则，可加用α-糜蛋白酶或透明质酸酶，以利于防止粘连和促进炎症吸收；输卵管积水、输卵管卵巢囊肿可手术治疗。

三、护理诊断/问题

1.体温升高

与炎症有关。

2.疼痛

与急性炎症引起下腹部腹膜炎，慢性炎症导致盆腔淤血、粘连有关。

3.焦虑

与治疗效果不明显或不孕有关。

4.睡眠形态紊乱

与疼痛、心理障碍有关。

四、护理目标

（1）患者炎症得到控制，体温恢复正常。

（2）患者疼痛症状减轻或消失。

（3）患者的焦虑程度减轻。

（4）患者睡眠情况好转。

五、护理措施

（一）一般护理

（1）急性期卧床休息，半卧位有利于脓液积聚于直肠子宫陷凹而使炎症局限。

（2）增加营养，可给予高蛋白、高维生素饮食，积极锻炼身体，增强抵抗力，补充液体，注意纠正电解质紊乱及酸碱失衡。

（二）对症护理

（1）高热时采用物理降温。

（2）减轻不适提高睡眠质量，必要时遵医嘱给予镇静止痛药物。

（三）病情观察

（1）监测生命体征变化，定时测体温、脉搏、血压。

（2）观察腹痛及阴道分泌物情况，注意阴道排液的形状和量。

（3）观察恶心、呕吐及腹胀的情况，若有腹胀应行胃肠减压。

（四）治疗护理

（1）遵医嘱准确给予抗生素并注意用药后反应。

（2）为手术患者做好术前准备、术中配合和术后护理。

（五）心理护理

给予心理支持，讲解疾病发生发展过程、治疗措施，增强患者的参与意识。鼓励患者保持良好的心态，解除其顾虑，增强对治疗的信心。

六、护理评价

（1）患者感染得到控制，体温降至正常范围。

（2）患者自感症状好转，精神愉快，疼痛消失，睡眠质量得到改善。

（3）患者能积极配合治疗、参与护理措施的实施、正确处理与家人的关系。

七、健康教育

（1）注意个人卫生，做好经期、孕期及产褥期的卫生宣传，节制性生活，防止反复感染。

（2）严格掌握手术指征；注意无菌操作，预防感染

（3）及时、彻底治疗急性盆腔炎，防止转为慢性盆腔炎。

（4）积极锻炼身体，增强抵抗力。

第六节　产力异常

产力是分娩的动力，包括子宫收缩力、腹肌、膈肌收缩力及肛提肌收缩力，其中以子宫收缩力（简称"宫缩"）为主，它贯穿于整个分娩过程。因此，产力异常主要指宫缩异常。在分娩过程中，子宫收缩的节律性、对称性及极性不正常或强度、频率发生改变，称为子宫收缩力异常，又称产力异常，包括子宫收缩乏力和子宫收缩过强。

一、护理评估

（一）健康史

临床上将产力异常分为子宫收缩乏力（简称宫缩乏力）和子宫收缩过强（简称宫缩过强）两类，每类又分为协调性子宫收缩和不协调性子宫收缩。

认真评估产前检查资料，如产妇年龄、身体发育状况、身高与骨盆测量值、胎儿大小与头盆关系等；注意产妇临产后的精神状态、休息、进食、排泄情况及宫缩的变化，重点评估宫缩的频率、强度、节律性、对称性、极性；了解产妇既往病史，尤其是过去的妊娠及分娩史，经产妇要了解有无难产史；评估产妇宫口开大与先露下降的情况、尾骨活动度，胎儿大小尤其是胎头与产妇骨盆的关系，评估胎儿的胎产式、胎先露、胎方位。

1.子宫收缩乏力：子宫收缩乏力多由几个因素共同作用引起。

（1）胎位异常或头盆不称：临产后，当骨盆异常或胎位异常时，胎先露部下降受阻，不能紧贴子宫下段及宫颈内口，不能引起有效的反射性宫缩，导致继发性宫缩乏力，这是引起继发性宫缩乏力的最常见原因。

（2）子宫因素：子宫疾病如子宫肌瘤、子宫发育不良、子宫畸形等可影响子宫的正常收缩；子宫壁过度膨胀如双胎、羊水过多、巨大儿等，可使子宫肌纤维过度伸展，失去正常收缩力；多次妊娠分娩及子宫的急、慢性炎症可使子宫肌纤维变性、结缔组织增生影响子宫收缩。

（3）精神因素：多见于初产妇，尤其35岁以上的高龄初产妇，由于年龄大又缺乏产前健康教育和分娩经验，对分娩存在恐惧心理。尤其是临产后的宫缩痛会使其精神过度紧张，睡眠减少、进食不足，体力过多消耗又得不到改善，从而导致原发性宫缩乏力。

（4）内分泌失调：临产后产妇体内雌激素、缩宫素、前列腺素、乙酰胆碱等分泌不足，孕激素下降缓慢，子宫对乙酰胆碱的敏感性降低等，均使子宫肌纤维的兴奋阈受到影响；子宫平滑肌细胞内钙离子浓度降低，肌浆蛋白轻链激酶及 ATP 酶不足，也影响子宫肌细胞的收缩。这些内分泌因素均可导致宫缩乏力。

（5）药物影响：临产后不适当地使用大剂量镇静药、镇痛药及麻醉药，如吗啡、哌替啶、氯丙嗪、硫酸镁、苯巴比妥钠等，可使宫缩受到不同程度的抑制。

（6）其他：合并慢性疾病如营养不良、贫血所致体质虚弱的产妇，在临产后因进食与睡眠不足、过多体力消耗、水及电解质紊乱、过度疲劳、膀胱直肠充盈、前置胎盘等均可导致宫缩乏力。

2.子宫收缩过强：子宫收缩过强的原因尚不十分明确，可能的因素有以下几种。

（1）急产：几乎发生于经产妇，主要原因是软产道阻力太小。

（2）药物影响：缩宫素应用不当，如剂量过大、个体对缩宫素过于敏感或误注子宫收缩药等均可使宫缩过强。

（3）胎儿及胎盘因素：分娩时发生胎先露下降受阻或胎盘早剥可引起子宫强直性收缩。

（4）其他：产妇精神过度紧张、过度疲劳、产程延长及多次或粗暴的宫腔内操作等，均可引起子宫痉挛性不协调性宫缩过强。

（二）身体评估

1.子宫收缩乏力分为协调性子宫收缩乏力和不协调性子宫收缩乏力两种类型。

（1）协调性子宫收缩乏力：其又称低张性子宫收缩乏力，表现为宫缩具有正常的节律性、对称性和极性，但收缩力弱，宫腔压力低[＜15 mmHg（2.0 kPa）]，持续时间短，间歇时间长且不规律，10 分钟内宫缩少于 2 次。当宫缩进入极期时，子宫体仍不隆起或隆起不明显、不变硬，用手指压宫底部肌壁可出现凹陷，此种宫缩乏力可致产程延长或停滞。根据其在产程中发生的时间分为原发性宫缩乏力和继发性宫缩乏力。

1）原发性宫缩乏力：产程开始即出现宫缩乏力，宫口不能如期扩张，胎先露不能如期下降，致使产程延长，多见于骨盆入口平面狭窄引起的头盆不称。

2）继发性宫缩乏力：继发性宫缩乏力是指临产时宫缩正常，在产程进行到某一阶段（多在活跃期或第二产程）出现宫缩乏力，致使产程进展缓慢甚至滞产，多见于中骨盆或骨盆出口平面狭窄、持续性枕横位或枕后位等头盆不称或胎位异常时。

（2）不协调性子宫收缩乏力：其又称高张性子宫收缩乏力，多见于初产妇，表现为子宫收缩的极性倒置，宫缩的兴奋点不是源于两侧子宫角部，而是来自子宫其他部位的一处或多处，且频率高，节律不协调，宫缩时子宫底部不强，而是中段或下段强，宫缩间歇期子宫壁不能完全松弛，这种不协调性宫缩不能使宫口如期扩张、胎先露如期下降，属无效宫缩。此种宫缩使产妇自觉宫缩强，持续腹痛、拒按、精神紧张、烦躁不安，体力损耗，严重者出现脱水、电解质紊乱、肠胀气、尿潴留等，导致产程进展缓慢或停滞，同时引起胎儿宫内窘迫。

（3）产程图曲线异常：产程进展的标志是宫口扩张和胎先露下降。绘制产程曲线于产程图上，可以动态监护产程进展及胎儿下降情况，识别产妇是否发生难产。产程曲线包括宫口扩张曲线和胎先露下降曲线，宫缩乏力所致产程曲线异常有以下 6 种。

1）潜伏期延长：潜伏期是指从临产规律宫缩开始到宫口开大 3 cm，正常情况下初产妇约 8 小时，超过 16 小时，称潜伏期延长。

2）活跃期延长及停滞：宫颈口扩张 3 cm 至宫口开全，初产妇活跃期一般需要 4 小时，超过 8 小时则称活跃期延长；宫缩正常，子宫颈口停止扩张≥2 小时，称活跃期停滞。

3）第二产程延长：第二产程延长是指第二产程初产妇超过 2 小时、经产妇超过 1 小时未分娩者。

4）胎头下降延缓：活跃晚期及第二产程，胎头下降速度初产妇＜1 cm/h，经产妇<2 cm/h，称为胎头下降延缓。

5）胎头下降停滞：胎头下降停滞是指第二产程时，胎头停留在原处不下降达 1 小时以上者。

6）滞产：滞产是指总产程超过 24 小时者。

以上产程曲线异常既可以单独存在，也可以合并存在，严重时可以导致滞产。

（4）对母儿的影响。

1）对产妇的影响。

①水、电解质紊乱：由于宫缩乏力造成产程延长甚至停滞，产妇体力消耗大、休息不好、进食少，可致产妇全身疲乏无力、精神疲惫、肠胀气、排尿困难等，严重时可引起脱水、酸中毒、低钾血症等。

②产伤：由于第二产程延长，胎先露部长时间压迫膀胱或尿道，导致受压部位组织缺血缺氧、水肿、坏死，形成膀胱阴道瘘或尿道阴道瘘。

③产后出血：宫缩乏力影响胎盘正常剥离、娩出和子宫壁的血窦关闭，易致产后出血。宫缩乏力是引起产后出血最常见的原因。

④产后感染：产妇过度疲劳、滞产、多次肛查或阴道检查、胎膜早破或人工破膜、产后出血等均可增加感染机会。

2）对胎儿及新生儿的影响：协调性宫缩乏力可引起胎头在骨盆腔内异常旋转，增加手术机会、产伤机会，导致新生儿颅内出血发生率和死亡率增加；不协调性宫缩乏力使子宫壁不能完全放松，胎盘供血受阻，容易发生胎儿宫内缺氧，导致胎儿窘迫的发生率增加。若有胎膜早破者会引起脐带受压或脐带脱垂，导致胎儿窘迫甚至胎死宫内。

2.子宫收缩过强分为协调性宫缩过强和不协调性宫缩过强

（1）协调性宫缩过强：表现为宫缩的节律性、对称性和极性正常，但收缩力过强、过频，10 分钟内有 5 次或以上的宫缩且持续 60 秒或以上。若无头盆不称或胎位异常，产程进展无阻力，宫颈在短时间内迅速开全，分娩结束非常快，造成急产，即总产程小于 3 小时，多见于经产妇。产妇会出现痛苦面容、烦躁和大喊大叫。由于宫缩过强、过频易致软产道损伤、胎儿窘迫或新生儿外伤等。

（2）不协调性宫缩过强。

1）强直性子宫收缩：子宫肌层由于如前所述的外界因素异常出现强直性痉挛性收缩，产妇持续性腹痛、拒按、烦躁不安。胎方位触诊不清，胎心音听不清。有时可在脐下或平脐处见一环状凹陷，称为病理性缩复环；还可见肉眼血尿等先兆子宫破裂的征象。病理性缩复环的位置随着宫缩而上升。

2）子宫痉挛性狭窄环：子宫壁局部肌肉呈不协调性痉挛性收缩形成的环状狭窄，且持续不放松，称为子宫痉挛性狭窄环。此环多见于子宫上下段交界处，胎体的某一狭窄部如胎颈、胎腰处。产妇表现为持续性腹痛、烦躁、宫颈扩张缓慢、胎先露下降停滞，胎心率不规则。阴道检查时在宫腔内可触及此环，位置不变，不随宫缩上升。

（3）对母儿的影响。

1）对产妇的影响：因宫缩过强、过频，产程过快，可致初产妇软产道撕裂伤；如胎先露下降受阻，可导致子宫破裂；接产时来不及消毒可致产褥感染；产后子宫肌纤维缩复不良易发生胎盘滞留或产后出血；子宫痉挛性不协调性收缩可使产程延长，产妇极度痛苦，疲劳无力致手术机会增加。

2）对胎儿及新生儿的影响：过强、过频的宫缩影响胎盘血液循环，胎儿在宫内缺氧，易发生胎儿窘迫甚至胎死宫内及新生儿窒息。由于胎儿娩出过快，使胎头在产道内受到的压力突然解除可造成新生儿颅内出血。因产程进展太快来不及消毒，新生儿易发生感染，若坠地可引发骨折、外伤等。

（三）心理-社会评估

1.子宫收缩乏力

（1）评估产妇的精神心理状态，临产后的情绪反应。初产妇往往因临产后的宫缩疼痛、加之宫缩乏力导致产程延长、分娩结果难以预料而害怕、担心自己和胎儿的安危等，产生紧张、焦虑和恐惧心理。经产妇若曾经有不良的分娩经历，也会产生这些不良心理。

（2）了解产妇及其家庭成员对新生儿的看法及对异常分娩的认识等，评估产妇家庭支持情况。

2.子宫收缩过强

（1）评估产妇的精神心理状态。由于宫缩过强、过频，产程进展很快，产妇疼痛难忍，精神过度紧张、焦虑，盼望尽早结束分娩。

（2）了解产妇及其家庭成员对异常分娩的态度等，评估产妇是否有良好的家庭支持系统。评估产妇及其家属能否配合医院及时进行紧急处理。

（四）辅助检查

1.子宫收缩乏力

（1）一般检查：测量产妇的血压、脉搏、呼吸、心率，观察产妇的精神状态、体力情况。

（2）产程观察

1）观察宫缩：用手触摸产妇腹部进行判断或用胎心电子监护仪连续监测宫缩的变化情况，如有宫缩乏力发生应判断属于协调性还是非协调性。

2）观察胎心：用胎心电子监护仪或多普勒胎心听诊仪监测胎心变化。

3）绘制产程曲线：动态了解产程进展情况，判断是否有产程延长或产程停滞发生。

4）实验室检查：必要时可做尿液检查、血生化检查，了解尿酮体及电解质情况。

2.子宫收缩过强

（1）一般检查：测量产妇的血压、脉搏、呼吸、心率，观察产妇的精神状态等。

（2）产程观察。

1）观察宫缩：用手触摸产妇腹部，发现宫缩持续时间长，间歇时间短，宫缩时宫腔内压力高，子宫硬。进行判断或用胎心电子监护仪连续监测宫缩的变化情况，如有宫缩过强发生应判断属于协调性还是非协调性。

2）观察胎心、胎方位：触诊胎方位不清、听诊胎心音不清楚。

3）腹部检查：如遇产道梗阻，腹部视诊可见病理性缩复环，触诊压痛明显。

（五）治疗要点

1.协调性子宫收缩乏力：应首先找出原因，再进行恰当处理。如发现有头盆不称、胎位异常或其他剖宫产指征者，应及时行剖宫产术。如产道、胎位均正常，估计可从阴道分娩者，应先改善孕妇全身状况如消除紧张、恐惧心理，给予充分的休息，补充营养、水分等，再根据产程进展情况采取加强宫缩的措施。

2.不协调性子宫收缩乏力：原则上先恢复宫缩的正常节律性、对称性和极性，通过给予适当的镇静药如地西泮、哌替啶等，使产妇充分休息，调整为协调性宫缩后可按协调性宫缩乏力处理。如经上述处理无效，不能恢复协调性宫缩，则禁止应用缩宫素。若有头盆不成或发生胎儿窘迫者，均应尽快行剖宫产术结束分娩。

3.协调性子宫收缩过强：凡有急产史的产妇，在预产期前 1～2 周不宜外出，应提前住院待产；临产后不宜灌肠，提前做好接生及抢救新生儿窒息的准备；因宫缩过强，在胎儿娩出时嘱产妇勿用力向下屏气；如发生急产，新生儿应肌内注射维生素 K，预防颅内出血，并尽早肌内注射破伤风抗毒素 1500 U 和抗生素预防感染；产后仔细检查软产道，如有撕裂伤应及时缝合，并给予抗生素预防感染。

4.不协调性子宫收缩过强

（1）强直性子宫收缩：及时给予宫缩抑制药，如 25%硫酸镁 20 mL 加入 5%葡萄糖注射液 20 mL 静脉缓慢注射（时间＞5 分钟），或肾上腺素 1 mg 加入 5%葡萄糖注射液 250 mL 静脉滴注。若胎头下降受阻，应立即行剖宫产术。

（2）子宫痉挛性狭窄环：首先停止阴道内操作等一切刺激，停用缩宫素，然后立即寻找原因，及时纠正。若未发生胎儿窘迫，可使用镇静药消除异常宫缩，待宫缩恢复正常时可经阴道助产或自然分娩。如上述处理狭窄环仍不能缓解，宫口未开全，胎先露高浮，或伴有胎儿窘迫征象，均应行剖宫产术。

二、护理诊断

（一）子宫收缩乏力

1.疼痛：与不协调性子宫收缩有关。

2.疲乏：与产程延长、产妇体力消耗有关。

3.焦虑：与担心自身及胎儿安全有关。

4.有体液不足的危险：与产程延长、产妇体力损耗、过度疲劳影响摄入有关。

5.有母儿受伤危险：与产程延长或停滞有关。

6.有感染的危险：与产程延长及多次阴道检查有关。

（二）子宫收缩过强

1.疼痛：与过频、过强的宫缩有关。

2.焦虑：与担心自身及胎儿的安危有关。

3.有母儿受伤的危险：与急产、手术产有关。

4.有感染的危险：与产程进展过快，来不及消毒有关。

三、护理目标

（一）子宫收缩乏力

1.产妇能在产程中保持良好的体力。

2.产妇描述疼痛减轻。

3.产妇焦虑减轻。

4.产妇体内水、电解质平衡。

5.母婴健康。

6.产妇未发生感染等并发症。

（二）子宫收缩过强

1.产妇自述疼痛减轻。

2.产妇焦虑减轻。

3.母婴健康。

4.产妇未发生感染等并发症。

四、护理措施

（一）子宫收缩乏力

1.协调性子宫收缩乏力：若有明显骨盆狭窄、头盆不称或胎位异常不能经阴道分娩者，应积极做好剖宫产的术前准备；估计能经阴道分娩者应重点加强宫缩，做好如下护理。

（1）第一产程的护理

1）改善全身情况：①保证休息。关心和安慰产妇，消除其紧张与恐惧心理，对产程时间长、产妇过度疲劳或情绪烦躁者可遵医嘱给予镇静药，如地西泮 10 mg 静脉缓慢注射或哌替啶 100 mg 肌内注射，使其安静休息后子宫收缩力和体力得以恢复。②补充营养。鼓励产妇多进高热量、易消化的饮食，少量多餐；入量不足或不能进食者可补充不少于 2500 mL 液体量，如将维生素 C 1～2 g 加入 5%～10% 的葡萄糖注射液 500～1000 mL 静脉滴注，同时注意纠正酸中毒和水、电解质紊乱。③保持膀胱、直肠的空虚状态，初产妇第一产程胎膜未破、在潜伏期内时可给予温肥皂水灌肠，以促进肠蠕动，刺激子宫收缩。排尿困难时可对产妇进行诱导排尿，无效时应予导尿。

2）加强子宫收缩：如经上述处理宫缩未得到改善，且无头盆不称、胎位异常、骨盆狭窄、胎儿窘迫等情况，则遵医嘱加强子宫收缩。潜伏期可采用以下方法：①静脉滴注缩宫素。适用于协调性宫缩乏力、宫口扩张≥3 cm、胎心良好、胎位正常、头盆相称者。先用缩宫素 2.5 U 加入 0.9% 生理盐水 500 mL 静脉滴注，滴速为 4～5 滴/min；每隔 15～30 分钟观察宫缩、胎心、血压和脉搏，并记录。若宫缩不强可逐渐加快滴速，通常不宜超过 40 滴/min，以子宫收缩持续时间达到 30～60 秒、间隔时间 2～3 分钟为宜。使用缩宫素期间，必须专人监护，根据宫缩的情况随时调节剂量、浓度和滴速，以免引起宫缩过强而导致子宫破裂或胎儿窘迫的发生。②刺激乳头。③针刺穴位，通常针刺合谷、三阴交、太冲、关元、中极等穴位。

3）剖宫产术前准备：经上述处理产程仍然无进展，或出现胎儿窘迫、产妇体力衰竭等，应立即做好剖宫产的术前准备。

（2）第二产程的护理：若顺利进入第二产程，应做好阴道助产和抢救新生儿的准备，同时密切观察宫缩、胎心与胎先露下降情况，指导产妇正确用力。

（3）第三产程的护理：遵医嘱在胎儿前肩娩出时使用缩宫素20 U肌内注射或静脉滴注，以防产后出血；凡破膜时间超过12小时、产程延长、肛查或阴道助产操作多者，应遵医嘱给予抗生素预防感染。胎盘娩出后密切观察宫缩、宫底高度、阴道流血量及生命体征等情况。产后注意及时保暖并给予一些高热量饮品，以利于产妇产后的休息与恢复。

2.不协调性子宫收缩乏力：医护人员要陪伴在产妇身边，给予关心体贴，并耐心解释疼痛的原因，稳定其情绪，还可教会产妇深呼吸、腹部按摩及放松技巧，以减轻疼痛；遵医嘱给予哌替啶100 mg或吗啡10～15 mg肌内注射，嘱产妇充分休息后多数能恢复为协调性宫缩。若不能恢复或伴有胎儿窘迫、头盆不称等，应及时报告医生，并做好剖宫产和抢救新生儿的准备。

3.提供心理支持,减少焦虑和恐惧:产妇不良的精神心理状态可直接造成产力异常。护士应做好产妇的心理护理，关心、理解、支持产妇，减轻或预防精神紧张，必要时给予适当解释。

（二）子宫收缩过强

1.预防母儿受伤：有急产史者应提前1～2周住院待产，不宜外出，以防意外分娩引起损伤。指导产妇勿远离病房，经常巡视，一旦发现分娩先兆，应卧床休息；产妇出现排便感时，应检查宫口扩张及胎先露下降情况，做好接产准备；临产后鼓励产妇做深呼吸，嘱其勿向下屏气用力，以减慢分娩过程。

2.密切观察宫缩及产程进展：监测宫缩、胎心及母体生命体征变化，观察产程进展；对急产者，提前做好接生和抢救新生儿窒息的准备；第二产程尽可能做会阴侧切术，以防止会阴撕裂伤；与产妇交谈分散其注意力，向其说明产程进展及胎儿状况，以减轻产妇的焦虑和紧张，遇有宫颈、阴道及会阴撕裂伤者应及时缝合；子宫痉挛性狭窄环无胎儿窘迫者遵医嘱给予镇静药，如哌替啶100 mg或吗啡10～15 mg肌内注射，确保产妇休息。

3.新生儿护理：按高危儿进行护理，遵医嘱给予维生素 K，肌内注射，预防颅内出血。

4.做好产后护理：观察子宫收缩、会阴伤口、阴道流血量、生命体征等情况，发现异常应及时通知医生并配合处理；新生儿如出现意外，须协助产妇及家属顺利度过哀伤期，并为产妇提供出院后的各项指导。

五、健康指导

（一）子宫收缩乏力

1.加强孕产期保健知识宣教，指导孕产妇保持良好情绪，克服焦虑、恐惧等不良心理。

2.定期产前检查，尽早发现妊娠合并症和并发症，并及时处理。

3.临产前鼓励多进食，注意休息，保证睡眠。

4.临产后指导产妇在宫缩时左侧卧位休息，间歇时进行适当的室内活动，以帮助加强宫缩；对于产妇的担心和不适，及时给予解释，并鼓励家属关心、体贴产妇，增强其分娩信心；指导产妇及时排空大小便，避免因膀胱、直肠充盈影响宫缩。

5.嘱产妇产后注意营养和休息，保持外阴清洁。

（二）子宫收缩过强

1.有急产史的经产妇应叮嘱其提前 1～2 周住院待产。

2.指导产妇积极配合医护人员的工作，克服焦虑情绪。

六、护理评价

（一）子宫收缩乏力

1.产妇积极配合分娩，没有痛苦面容。

2.产妇在分娩过程中具有良好的体力。

3.产妇在分娩过程中获得了支持，满足了基本需求且舒适度增加。

4.产妇进食、饮水正常。

5.母婴安全度过分娩期，无并发症的发生。

6.产妇体温正常，会阴伤口愈合良好，无感染征象。

（二）子宫收缩过强

1.产妇积极配合分娩，没有痛苦面容。

2.产妇情绪稳定，能安静平和地面对分娩。

3.母婴安全度过分娩期，无并发症等的发生。

4.产妇体温正常，会阴伤口愈合良好，无感染征象。

第七节　产道异常

产道异常包括骨产道异常和软产道异常，可使胎儿娩出受阻，临床上以骨产道异常多见。

一、护理评估

（一）健康史

评估产前检查的资料，尤其是骨盆测量提示产道异常及妇科检查后内外生殖器官情况的记录，询问产妇有无佝偻病、脊髓灰质炎、脊柱和髋关节结核以及外伤史。经产妇还应了解既往有无难产史及其难产原因，新生儿有无产伤等。

1.骨产道异常：骨产道异常形成狭窄骨盆，使骨盆径线过短或形态异常，致使骨盆腔变小，阻碍胎先露下降，影响产程顺利进展。

（1）骨盆入口平面狭窄：入口平面前后径短，呈横椭圆形。骶耻外径<18 cm，入口前后径<10 cm，对角径<11.5 cm。常见有单纯扁平骨盆和佝偻性扁平骨盆两种。

（2）中骨盆及骨盆出口平面狭窄

1）漏斗骨盆：骨盆入口各径线值正常，但两侧骨盆壁向内倾斜，形状似漏斗而得名。其特点是中骨盆及骨盆出口平面均明显狭窄，使坐骨棘间径、坐骨结节间径均缩短，耻骨弓角度<90°，坐骨结节间径与出口后矢状径之和<15 cm。

2）横径狭窄骨盆：与类人猿型骨盆类似。骨盆入口、中骨盆及骨盆出口平面的三条横径均缩短，前后径稍长，坐骨切迹宽。骨盆外侧量骶耻外径正常，但髂棘间径及髂嵴间径均缩短。中骨盆及骨盆出口平面狭窄，产程早期无头盆不称征象，当胎头下降至中骨盆或骨盆出口平面时，常不能顺利地完成内旋转，形成持续性枕横位或枕后位造成难产。

（3）骨盆三个平面狭窄：骨盆外形属女性型骨盆，但骨盆入口、中骨盆及骨盆出口平面均狭窄，每个平面的径线均小于正常值 2 cm 或更多，称为均小骨盆，多见于身材矮小、体形匀称的妇女。

（4）畸形骨盆：畸形骨盆是指骨盆失去正常形态，常见于两种类型的骨盆。一种是骨盆入口平面呈凹三角形的骨软化症骨盆，现已罕见；另一种是骨关节病引起的偏斜骨盆。

2.软产道异常：软产道包括子宫下段、宫颈、阴道及骨盆底软组织。软产道异常导致的难产较为少见，故容易被忽视。应于妊娠早期常规行妇科检查，了解软产道有无异常。

（1）外阴异常：外阴瘢痕、外阴水肿、外阴坚韧等，由于组织缺乏弹性，无伸展性，使阴道口狭窄，从而影响胎头娩出或造成严重撕裂伤。

（2）阴道异常：阴道横膈、纵隔、阴道狭窄等，影响胎先露下降；阴道尖锐湿疣的孕妇在妊娠期尖锐湿疣生长迅速，可阻碍分娩，影响胎先露下降或发生裂伤、血肿及感染；阴道囊肿和肿瘤，可阻碍胎先露部下降。

（3）宫颈异常：宫颈外口粘连、宫颈水肿、宫颈坚韧、宫颈瘢痕、宫颈癌、宫颈肌瘤等均可影响胎头下降，导致产程延长、产妇体力衰竭等。

（二）身体状况

1.一般检查：注意产妇的身高、体型、步态、脊柱有无弯曲、髋关节是否畸形、米氏菱形窝是否对称等情况。身高 145 cm 以下者，警惕均小骨盆；跛行者，警惕偏斜型骨盆。

2.腹部检查

（1）腹部形态：观察腹部外形及大小，有无悬垂腹或尖腹。

（2）胎位检查：四步触诊法检查胎位是否正常。

（3）估计头盆关系：行胎头跨耻征检查，嘱孕妇排空膀胱、仰卧、两腿伸直，检查者将手放在耻骨联合上方，将浮动的胎头向骨盆腔方向推压。若胎头低于耻骨联合平面表示胎头可以入盆，头盆相称，称为跨耻征阴性；若胎头和耻骨联合在同一平面，表示可疑头盆不称，称为跨耻征可疑阳性；若胎头高于耻骨联合平面，表示明显头盆不称，称为胎头跨耻征阳性。

（4）骨盆测量：包括骨盆外测量和内测量，根据其结果判断骨盆狭窄的类型和程度。

（三）心理-社会评估

评估产妇及家属对产道异常及对分娩影响的认识，了解产妇对产道异常的反应及其支持系统情况。

（四）辅助检查

B超检查可观察胎先露和骨盆的关系，并能测定胎头双顶径、胸径、腹径、股骨长度和预测胎儿体重，判断胎儿是否能通过产道。

（五）对母儿的影响

1.对母体的影响

（1）骨盆入口平面狭窄：影响胎先露部衔接，易发生胎位异常；临产后由于入口狭窄，胎先露不能入盆，下降受阻造成继发性子宫收缩乏力，导致产程延长或停滞；或因子宫收缩过强，出现病理性缩复环，严重者可导致子宫破裂，危及母儿生命。

（2）中骨盆狭窄：影响胎头内旋转及俯曲，易发生持续性枕后位、枕横位，造成难产；胎头长时间嵌顿于产道内，压迫软产道引起组织缺血、水肿、坏死，导致生殖道瘘；阴道检查与手术机会增多，感染发生率高；宫缩乏力发生后易导致产后出血。

2.对胎儿及新生儿的影响

（1）骨盆入口平面狭窄、中骨盆狭窄均可造成胎位异常，最终导致胎儿窘迫、胎死宫内、新生儿窒息、新生儿死亡等。

（2）胎头下降受阻时，易发生颅内出血。

（3）手术产机会增加易致新生儿产伤，感染和围生儿死亡率增加。

（六）治疗原则

1.骨产道异常的治疗原则

（1）骨盆入口平面狭窄：轻度头盆不称者，可在严密监视下试产；明显头盆不称者，应提前做好剖宫产的术前准备，在近预产期或临产后行剖宫产术。

（2）中骨盆平面狭窄：若宫口已开全，胎头双顶径已达坐骨棘水平或更低，可行阴道助产术如胎头吸引或产钳助产；若胎头双顶径未达坐骨棘水平，出现胎儿窘迫征象，应尽快行剖宫产术。

（3）骨盆出口平面狭窄：不宜试产。应在临产前对胎儿大小、头盆关系作充分估计，尽早决定分娩方式。若出口横径与后矢状径之和＞15 cm，多数可经阴道分娩；若二者之和＜15 cm，应行剖宫产术。

（4）骨盆三个平面狭窄：均小骨盆产妇，如胎儿不大、头盆相称、宫缩好，可以试产，否则应行剖宫产术。

2.软产道异常的治疗原则：明确软产道异常的类型和病变程度，结合胎儿大小、宫颈扩张程度及目前产程进展等情况综合判断，选择合理的分娩方式。

二、护理诊断/问题

1.知识缺乏：缺乏产道异常对母儿影响的相关知识。

2.焦虑：与担心自身及胎儿安全有关。

3.有新生儿窒息的危险：与产程延长有关。

4.有感染的危险：与胎膜早破、产程延长、手术助产等有关。

5.潜在并发症：子宫破裂、胎儿窘迫等。

三、护理目标

1.产妇了解产道异常的危害，能定期来医院检查并提前住院待产。

2.产妇焦虑减轻。

3.新生儿未发生窒息。

4.产妇未发生感染或感染征象得到控制。

5.产妇及胎儿未发生并发症。

四、护理措施

（一）严密观察产程进展，做好产时监护

1.有明显头盆不称不能经阴道分娩者，遵医嘱做好剖宫产的术前准备、术中和术后护理。

2.有轻度头盆不称者，可在严密监护下试产，试产的护理要点为：①专人守护，保证良好的体力，注意产妇的饮食、营养、水分和休息，必要时遵医嘱静脉补液；少肛查，禁灌肠；试产过程中一般不使用镇静、镇痛药。②密切观察胎心、宫缩情况，一旦发现异常应立即停止试产，并通知医生及时处理。③试产 2～4 小时，若胎头仍未入盆，并伴胎儿窘迫者，应及时行剖宫产术结束分娩。

（二）预防产后出血和感染

在胎儿前肩娩出后，立即遵医嘱使用缩宫素，预防产后出血；需阴道检查者必须严密消毒；产后注意观察宫缩、阴道出血量、体温、脉搏、血压等；遵医嘱及时应用抗生素，加强外阴护理，预防感染。

（三）新生儿的护理

胎儿娩出后仔细检查有无产伤，如有颅内出血等并发症应按高危儿护理。

（四）心理护理

耐心向产妇及其家庭成员讲明产道异常对母儿的影响，增加其对分娩的认识，缓解其对分娩结果未知的焦虑和恐惧，增加其安全感，以取得产妇及其家属的配合，使产妇安全度过分娩期。

五、健康指导

1.保证睡眠和营养，多进汤类食物。

2.指导产后母乳喂养，保持心情愉快，促进乳汁分泌。

3.告知产妇及其家人护理手术产新生儿的知识和技巧。

4.指导产妇有效避孕，哺乳期不用药物避孕。

5.告知产妇产后复查的必要性，嘱其产后 42 日到产科门诊复查。

六、护理评价

1.产妇能积极配合分娩全过程。

2.产妇的焦虑减轻。

3.母儿受伤的危险降到最低程度，顺利度过分娩期。

4.产妇未发生感染或感染被有效控制，伤口按期愈合。

参考文献

[1]曾菲菲，张绍敏.护理技术[M].2 版.北京：大学医学出版社，2020.

[2]梁玉玲.基础护理与专科护理操作[M].哈尔滨：黑龙江科学技术出版社，2020.

[3]李勇，郑思琳.外科护理[M].北京：人民卫生出版社，2019.

[4]汤优优.现代护理管理与常见病护理[M].北京：科学技术文献出版社，2020.

[5]翟荣慧.临床护理实践指导与护理管理[M].北京：科学技术文献出版社，2020.

[6]林惠凤.实用血液净化护理[M].2 版上海：上海科学技术出版社，2016.

[7]马秀芬，王婧.内科护理[M].北京：人民卫生出版社，2020.

[8]张铁晶.现代临床护理常规[M].汕头：汕头大学出版社，2019.